"十三五"国家重点图书出版规划项目

骨关节多媒体手术系列

肩关节镜手术图谱

Atlas of Shoulder Arthroscopy

主　编　刘玉杰　黄长明　薛　静

副主编　章亚东　曲　峰　丁少华

编　者（以姓氏笔画为序）

王　宁　申学振　付仰攀　朱娟丽

齐　玮　李　瑾　李春宝　李海鹏

杨星光　张星火　陈　磊　周敬滨

赵　峰　赵盈绮　高　奉　鹿　鸣

董辉详　傅先水

北京大学医学出版社

JIANGUANJIEJING SHOUSHU TUPU

图书在版编目（CIP）数据

　肩关节镜手术图谱 / 刘玉杰，黄长明，薛静主编 .
—北京：北京大学医学出版社，2020.10
　ISBN 978-7-5659-2227-5

　Ⅰ . ①肩… 　Ⅱ . ①刘… ②黄… ③薛… 　Ⅲ . ①肩关节
– 关节镜 – 外科手术 – 图谱 　Ⅳ . ① R684-64

　中国版本图书馆 CIP 数据核字（2020）第 118150 号

肩关节镜手术图谱

主　　编：刘玉杰　黄长明　薛　静
出版发行：北京大学医学出版社
地　　址：（100083）北京市海淀区学院路 38 号　北京大学医学部院内
电　　话：发行部 010-82802230；图书邮购 010-82802495
网　　址：http://www.pumpress.com.cn
E - m a i l：booksale@bjmu.edu.cn
印　　刷：北京信彩瑞禾印刷厂
经　　销：新华书店
责任编辑：崔玲和　　责任校对：靳新强　　责任印制：李　啸
开　　本：787 mm × 1092 mm　1/16　印张：16.5　字数：410 千字
版　　次：2020 年 10 月第 1 版　2020 年 10 月第 1 次印刷
书　　号：ISBN 978-7-5659-2227-5
定　　价：168.00 元

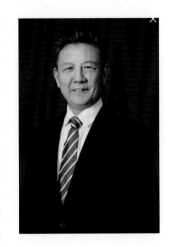

刘玉杰，中国人民解放军总医院骨科主任医师、教授、博士生导师；文职一级，技术二级。现任中国人民解放军医学科学技术委员会骨科专业委员会关节镜与运动医学学组主任委员、中华医学会骨科学分会关节镜与运动医学学组副组长、中国医师协会骨科医师分会运动医学专业委员会副主任委员、中国残疾人康复协会肢体残疾康复专业委员会副主任委员、中华医学会运动医疗分会前任副主任委员兼上肢学组组长。以第一完成人获国家科学技术进步二等奖、军队科学技术进步奖一等奖、军队医疗成果奖二等奖和三等奖各1项，"十一五"军队重大科技奖2项、恩德思医学科学技术奖一等奖1项、北京市科学技术奖三等奖1项。国家科学技术进步奖一等奖（第5）、军队科学技术进步奖一等奖（第4）各1项，军队医疗成果奖二等奖（第2）2项。获得总后勤部优秀中青年技术专家、301医院首届十大名医、吴阶平－保罗·杨森医学药学奖。荣立二等功2次、三等功2次。全国第二届"白求恩式好医生"、2019世界军人运动会志愿者形象大使火炬手。培养博士、硕士研究生65名；发表论文300余篇（第一作者195篇）；主编及主译专著17部，参编专著14部，获国家专利7项。

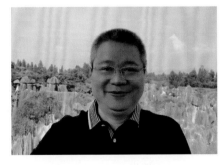

黄长明，解放军陆军第七十三集团军医院、厦门大学附属成功医院关节微创外科主任、主任医师、硕士生导师。现任中华医学会运动医疗分会上肢运动创伤学组委员；中国人民解放军医学科学技术委员会骨科专业委员会关节镜与运动医学学组副主任委员；东部战区关节镜与运动医学学组组长；福建省骨科学会关节镜与运动医学学组副组长，中国残疾人康复协会肢体残疾康复专业委员会运动损伤重建与康复学组副主任委员。《中华肩肘外科电子杂志》编委、《中国骨与关节损伤杂志》常务编委、《中国矫形外科杂志》常务编委。主编、副主编和参编专著4部，获国家实用新型专利9项。

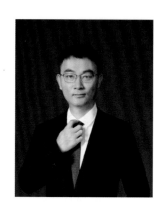

薛静，博士，主治医师，空军特色医学中心骨科运动医学组组长。从事关节镜与运动医学专业10余年，擅长对常见四肢运动损伤的关节镜微创手术治疗。现任中国人民解放军医学科学技术委员会骨科专业委员会青年委员，中国人民解放军医学科学技术委员会骨科专业委员会关节镜与运动医学学组委员，北京医学会骨科专业委员会理事。以第一完成人获得军队科学技术进步三等奖2项。主编、主译专著2部，副主编或参编专著20余部。

随着人口老龄化进程和全民健身运动的蓬勃开展，关节疾病与损伤的发病率呈上升趋势。过去，凡是肩关节疼痛都认为是肩周炎，多采用贴膏药、理疗、封闭治疗。随着数字化影像学和关节镜技术的发展，关节疾病与损伤的诊疗进一步精准，新技术和新方法不断涌现，诊断名称不断更新，治疗效果不断提升。关节技术从业的年轻医生越来越多。近十几年，我国学术交流活动丰富多彩，进一步推动了关节镜技术与运动医学事业的发展。在与广大青年医生的交谈中，我了解到他们多数忙于临床工作，苦于没有时间和机会去系统地进修和学习关节手术新技术、新理论。他们求知的愿望和渴望快速成长并早日成才的迫切心情深深地感染了我。年轻一代是祖国的未来，年轻医生的成才教育是老一代专家义不容辞的责任和义务。于是我萌发了撰写肩、肘、膝、足踝和髋关节等疾病诊疗图书的想法，为有志于学习和开展关节手术技术的医生们提供点帮助。

我回想起我的少年时代，通过看连环画，了解了不少历史名著和战斗英雄的故事，至今记忆犹新，难以忘怀。如果把关节镜手术和诊疗技术方面的内容加以整理，将手术操作的要点以图文并茂，类似连环画的形式表现出来，一定会收到很好的效果。1年前，我向专家们提出了我的想法，我们一拍即合，开始组稿和撰写。

我由衷地感谢各位编者，他们在百忙之中，在工作之余挑灯夜战，辛勤写作，将多年来在临床工作中搜集的珍贵病例和图片加以整理，并制作了手术视频，生动翔实地展现了关节镜新技术、新方法和新理念，为本书倾注了大量心血。

由于本人水平所限，书中难免存在错误和不足之处，希望读者们提出宝贵意见，供再版时更正。期盼本书早日出版，以飨广大读者。我衷心地希望本书能对年轻医生的临床工作有所裨益。

刘玉杰
2020 年 10 月 10 日

目 录

第一章　肩关节概论

第一节　肩关节的解剖结构

一、肩关节骨性解剖结构

肩关节又称盂肱关节，是人体活动范围最大的关节，由肱骨头和肩胛骨的关节盂构成（图 1-1-1）。肱骨头外形呈半圆形，约占圆周的 2/5，肱骨头颈冠状面的中轴线与肱骨干纵轴线相交成 130°~150°。肱骨头关节面向上、内、后成 20°~30° 的后倾角。大、小结节之间的结节间沟内有肱二头肌腱通过。

正常人肩胛盂平均后倾 7.4°，即与肩胛骨水平长轴的垂线成 7.4°（图 1-1-2）。喙肩弓由喙突外侧起始向外附着于肩峰，形成喙肩韧带，能限制盂肱关节向上移位。

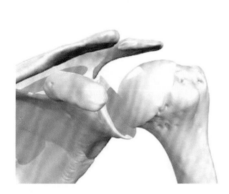

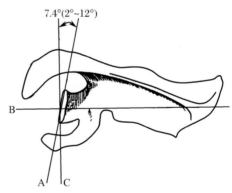

图 1-1-1　肩关节骨性解剖　　　　　图 1-1-2　正常人肩胛盂平均后倾 7.4°

根据形态，肩峰分为 4 型（图 1-1-3），分别为 I 型（平直形）、II 型（下弧形）、III 型（钩形）和 IV 型（上弧形）。不同的肩峰形态导致肩峰撞击征的概率不同，一般肩峰形态从 I 型到 IV 型发生肩峰撞击征的概率逐渐增大。对于 II 型、III 型和 IV 型肩峰导致肩峰撞击征者，需行肩峰成形手术。

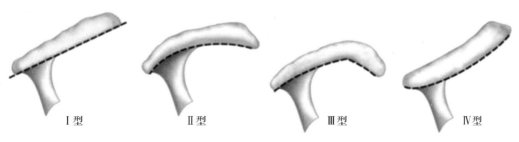

图 1-1-3　肩峰不同类型示意图

肩胛骨的外侧角为关节盂，呈梨形，垂直径大于横径，肩胛盂的关节面相当于肱骨头关节面的 1/4~1/3。由于此结构"头大盂浅"（图 1-1-4）的特点，盂肱关节的活动度大，稳定性较差，是肩关节脱位的重要因素之一。

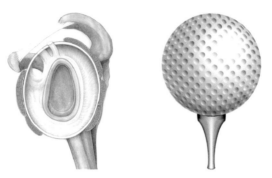

图 1-1-4　肩胛盂和肱骨头解剖关系示意图

肩胛骨的血液由肩胛上动脉、颈横动脉、肩胛下动脉及旋肩胛动脉等供应，血管彼此吻合成网，血供非常丰富（图 1-1-5）。

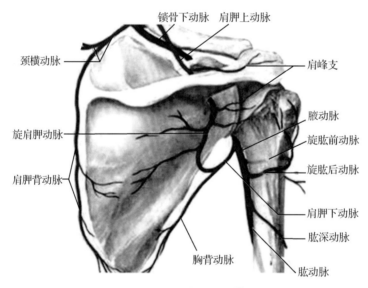

图 1-1-5　肩胛骨血供

二、肩袖组织结构

肩关节的稳定性有赖于肩关节周围的肌肉、韧带和骨性结构，即动力性稳定结构和静力性稳定结构。

肩关节的动力性稳定结构主要为肩袖肌群。肩袖肌群由冈上肌、冈下肌和小圆肌（图 1-1-6）以及肩胛下肌（图 1-1-7）组成，是肩关节重要的动力性稳定结构，分别起于肩胛骨，止于肱骨大、小结节（图 1-1-8）。肩袖除了稳定盂肱关节外，还有助于维持关节腔的密闭，从而保证了滑液对关节软骨的营养。

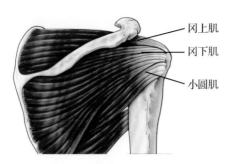

图 1-1-6　冈上肌、冈下肌和小圆肌

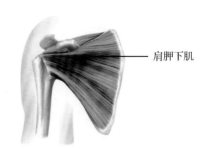

图 1-1-7　肩胛下肌

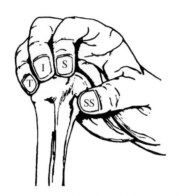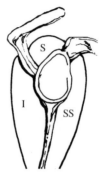

图 1-1-8　肩袖肌群在肱骨大结节处附着形成袖状结构

T. 小圆肌；I. 冈下肌；S. 冈上肌；SS. 肩胛下肌

三、肩盂及其周围结构

肩关节盂唇位于肩盂的边缘，是镶于肩胛盂周边缘的一层纤维软骨结构（图 1-1-9），其断面为三角形，借以加深关节盂的深度。盂唇外侧面为关节囊韧带附着处，与肩胛颈相连续。内侧面附于纤维软骨，与关节盂的关节面相连续。

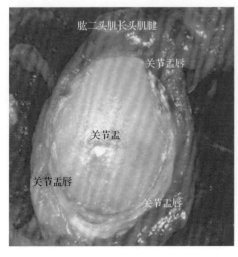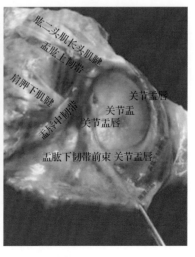

图 1-1-9　肩关节盂唇及其周围结构

四、肩关节周围的主要肌腱与韧带

盂唇的最上部位于肱二头肌长头止点盂上结节远侧，此处盂唇的纤维与肱二头肌长头肌腱交织在一起（图 1-1-9，图 1-1-10）。

肱二头肌长头肌腱在盂上结节的附着点与关节盂上缘相距约 5 mm，当肱二头肌长头猛烈收缩时，可导致此处盂唇上部复合结构损伤，称为 SLAP（superior labrum anterior and posterior）损伤（图 1-1-11）。

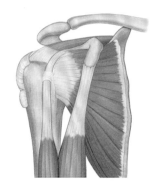

图 1-1-10　肱二头肌腱在肩关节
附着的解剖示意图

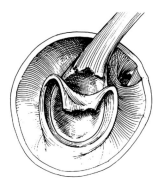

图 1-1-11　肱二头肌长头牵拉
导致上盂唇 SLAP 损伤

肩关节的静力性稳定结构包括肩关节囊（图 1-1-12），关节囊附着于肩关节盂唇的周缘及邻近的骨质，肩关节囊薄而松弛，其面积约为肱骨头面积的 2 倍。

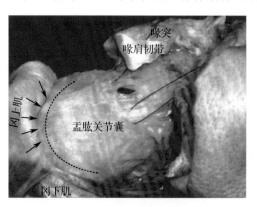

图 1-1-12　肩关节囊
右肩关节前上方观

肩关节囊前方的盂肱韧带（图 1-1-13）、喙肱韧带（图 1-1-14）等也是重要的稳定结构。

盂肱韧带是由盂肱上韧带（图 1-1-15）、盂肱中韧带（图 1-1-16）和盂肱下韧带（图 1-1-17）3 部分构成的韧带结构。

盂肱下韧带又包括盂肱下韧带前束（图 1-1-18）、盂肱下韧带后束（图 1-1-19）和盂肱下韧带腋窝凹陷（图 1-1-20），合称为盂肱下韧带复合体。盂肱下韧带前束主

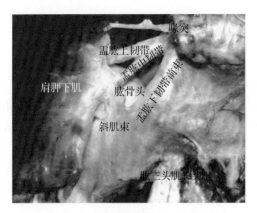

图 1-1-13 盂肱韧带

右肩关节前方观

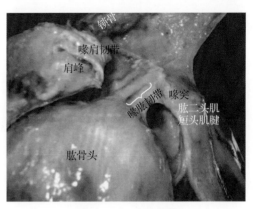

图 1-1-14 喙肱韧带

右肩关节前上方观

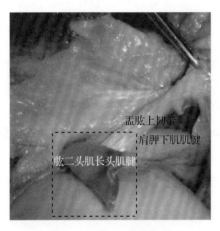

图 1-1-15 盂肱上韧带

右肩关节前上方观

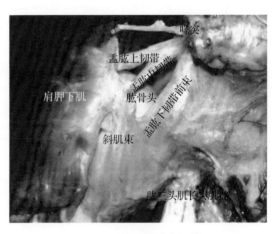

图 1-1-16 盂肱中韧带

右肩关节前方观

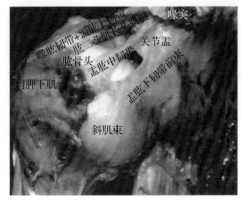

图 1-1-17 盂肱下韧带

右肩关节前方观

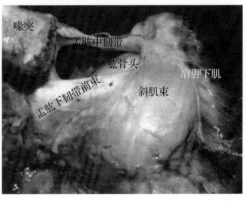

图 1-1-18 盂肱下韧带前束

左肩关节前下方观

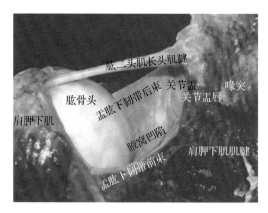

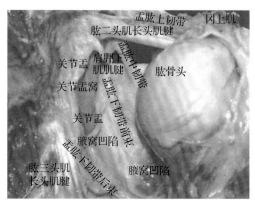

图 1-1-19　盂肱下韧带后束

右肩关节前下方观

图 1-1-20　盂肱下韧带腋窝凹陷

左肩关节前方观

要起于盂唇前方,其一部分纤维以锐角方式沿着关节盂附着且平行于关节面与骨膜贴附在一起,另一部分直接附于关节盂唇,此处即为 Bankart 损伤好发部位。盂肱韧带增加了肩关节前方的稳定性(图 1-1-21)。

　　喙肱韧带对于肩关节的静力性稳定是不可缺少的重要结构。喙肱韧带(图 1-1-22)起自喙突水平的外缘,向前下经冈上肌与肩胛下肌之间,其纤维紧贴肩关节囊上面,止于肱骨大、小结节及其之间的肱横韧带。该韧带是肩关节的一个悬吊结构,可阻止臂外旋、外展。发生肩关节周围炎时,常出现喙肱韧带挛缩,导致盂肱关节的外展、外旋功能受限。

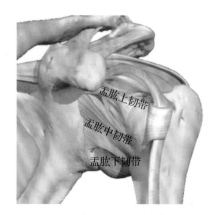

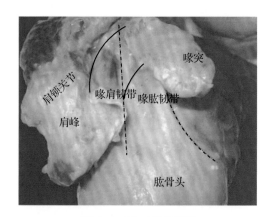

图 1-1-21　左肩关节正位解剖示意图

图 1-1-22　喙肱韧带

喙肱韧带可限制盂肱关节外展、外旋

右肩关节上方观

五、肩关节周围的滑囊

　　肩关节周围有肩峰下滑囊、肩胛下肌腱下滑囊、喙突下滑囊和结节间滑囊等滑囊结构(图 1-1-23),都是关节及肌腱周围的滑动装置。肩峰下滑囊是肩峰和三角肌下方的一个重要滑动结构,其囊顶附着于肩峰和喙肩韧带的下面,并延伸到三角肌中部下方，此部又称三角肌下滑囊（图1-1-23）。囊底与肩袖融合并延至肱骨大结节外面和肱二头肌腱沟。当上臂外展时，由于有此囊的填充，使囊下的肱骨大结节及肩袖免于同肩峰和三角肌的摩擦，从而完成肩外展动作。肩胛下肌腱下滑囊（图1-1-23）是肩关节囊滑膜突于肩胛下肌深面的一个隐窝，是肩胛下肌腱与肩胛颈之间的滑动结构。肱二头肌长头肌腱滑液鞘是滑膜由关节囊突入结节间沟中而形成的，在肩关节腔中下行，经肱骨头前方进入结节间沟，在沟内包绕肱二头肌长头肌腱形成滑液鞘。当肩关节运动时，肱骨头及其结节间沟可以沿腱做顺利的上下滑动。因此，生理状态下的滑液囊能增加肩关节的活动，是肩周的重要滑动装置（图1-1-23）。

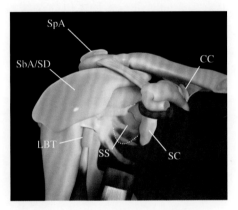

图1-1-23 肩关节周围的滑囊

SbA/SD.肩峰下滑囊／三角肌下滑囊；SS.肩胛下肌腱下滑囊；LBT.肱二头肌长头肌腱滑液鞘；

SpA.肩峰上滑囊；SC.喙突下滑囊；CC.喙锁滑囊

当肩袖损伤后，肩峰下滑囊与关节囊相通，滑液可从肩峰下流入盂肱关节腔（图1-1-24）。

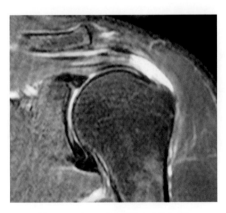

图1-1-24 肩关节MRI图像

肩袖撕裂，肩峰下滑囊与关节腔相通

（陈 磊 章亚东）

7

第二节 肩关节影像学检查

肩关节常用的影像学检查有 X 线检查、CT 检查、造影 CT 检查、磁共振成像检查、造影磁共振成像检查和超声检查。

一、X 线检查

肩关节不同的投照体位可以显示肩关节不同位置和结构（图 1-2-1、图 1-2-2、图 1-2-3）。因此，临床上常需要同时进行多种体位的 X 线检查，以取长补短。再通过仔细读片，获得对肩关节更加全面和准确的判断。

1. **前后位** 可显示肩关节、肩锁关节、锁骨外 1/3、肱骨上 1/3 和肩胛骨的图像以及关节盂与肱骨头的间隙（图 1-2-1）。

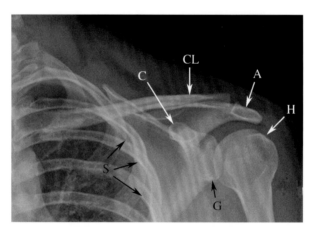

图 1-2-1 肩关节前后位 X 线图像

S. 肩胛骨；G. 关节盂；C. 喙突；CL. 锁骨；A. 肩峰；H. 肱骨头

2. **冈上肌出口位** 目的是观察肩峰下间隙及肩峰与锁骨外下方骨赘、肩峰的外形和分型（图 1-2-2）。

3. **西点位** 即改良经腋位。可排除骨性重叠，是判断关节盂缘病变及关节囊钙化的最佳选择（图 1-2-3）。

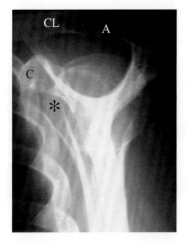
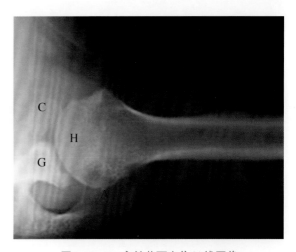

图 1-2-2　肩关节冈上肌出口位 X 线图像

C. 喙突；CL. 锁骨；A. 肩峰；＊. 肱骨大结节

图 1-2-3　肩关节西点位 X 线图像

G. 关节盂；C. 喙突；A. 肩峰；H. 肱骨头

二、CT 检查

肩关节 CT 平扫对肩关节骨折（图 1-2-4）、肩部骨与软组织肿瘤（图 1-2-5）的判断具有非常重要的参考价值。

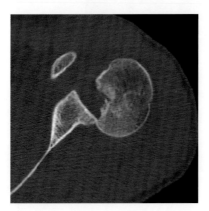
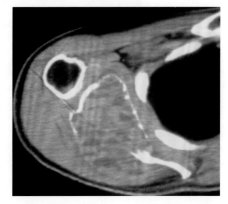

图 1-2-4　肩关节 CT 平扫图像（一）

显示肩关节脱位，肱骨头骨折与肩盂咬合

图 1-2-5　肩关节 CT 平扫图像（二）

清晰显示肩关节肿瘤病变（动脉瘤样骨囊肿）

CT 三维重建立体图像可观察肩关节骨折（图 1-2-6）、肩盂骨折（骨性 Bankart 损伤）（图 1-2-7）、肩关节异位骨化（图 1-2-8）等疾病。CT 三维重建立体图像显示清楚，有重要的诊断价值。

CT 扫描可以显示肩关节骨及软组织的结构（图 1-2-9）。

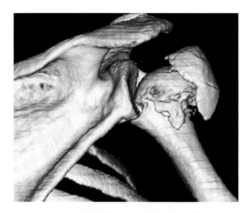 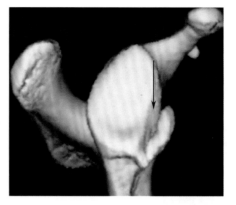

图 1-2-6　肩关节 CT 三维重建图像（一）　　图 1-2-7　肩关节 CT 三维重建图像（二）

清晰显示肱骨头骨折，肩盂与肱骨头咬合　　　　　　↑显示肩盂骨折

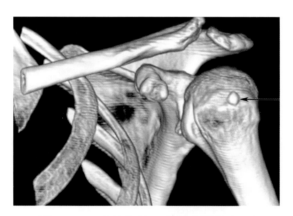

图 1-2-8　肩关节 CT 三维重建图像（三）

↑显示肌腱钙化

三、造影 CT 检查

肩关节穿刺成功后注入适量碘水造影剂（76% 泛影葡胺 2 ml+ 生理盐水 8 ml），活动肩关节，使造影剂弥散并覆盖在关节面上。根据需要行骨窗或软组织窗扫描，通过 CT 关节造影检查观察关节囊盂唇复合体等组织的病理改变（图 1-2-10，图 1-2-11）。可采用单对比（即单纯注入造影剂做 CT 扫描），也可采用双重对比（即注入造影剂加上无菌过滤空气约 10 ml，做气碘双重造影 CT 扫描）（图 1-2-12）。

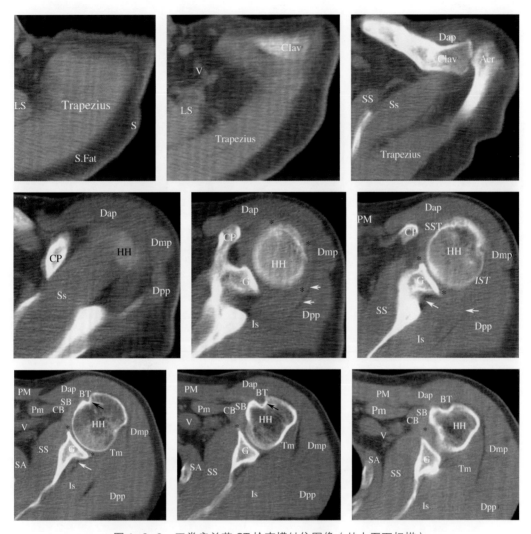

图 1-2-9　正常肩关节 CT 检查横轴位图像（从上至下扫描）

S. 皮肤；S.Fat. 皮下组织；LS. 肩胛提肌；Clav. 锁骨；V. 血管；Acr. 肩峰；Dap. 三角肌前部；Dmp. 三角肌中部；Dpp. 三角肌后部；CP. 喙突；HH. 肱骨头；Ss. 冈上肌；G. 关节盂；IST. 冈下肌腱；SS. 肩胛下肌；BT. 肱二头肌长头肌腱；CB. 喙肱肌；SB. 肱二头肌短头肌腱；Pm. 胸小肌；PM. 胸大肌；SA. 前锯肌；Is. 冈下肌；Tm. 小圆肌；Trapezius. 斜方肌；＊. 肩袖或关节盂唇；↑. 滑囊周围脂肪或肩胛颈

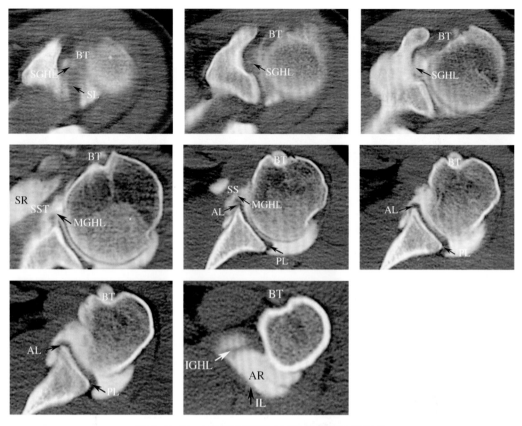

图 1-2-10　正常肩关节造影 CT 检查横轴位图像

从头端至手端扫描。SL. 上盂唇；AL. 前盂唇；PL. 后盂唇；IL. 下盂唇；SGHL. 盂肱上韧带；MGHL. 盂肱中韧带；IGHL. 盂肱下韧带；BT. 肱二头肌长头肌腱；SST. 肩胛下肌腱；SR. 喙突下隐窝；AR. 腋下隐窝

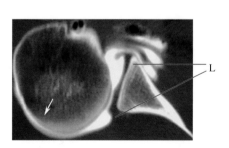

图 1-2-11　肩关节造影 CT 图像

显示关节囊盂唇复合体（L）及其病变（↑. 肩关节后向不稳定）

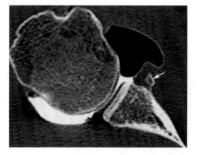

图 1-2-12　肩关节 CT 气碘双重造影图像

显示骨性 Bankart 损伤

四、磁共振成像检查

肩关节磁共振成像（MRI）检查常规进行 3 个平面的扫描，即横轴位（图 1-2-13）、斜冠状位（图 1-2-14）及斜矢状位（图 1-2-15）。另外，为了提高关节盂前下盂唇和肩袖病变的诊断率，可加用外展外旋（ABER）斜轴位扫描（图 1-2-16）。

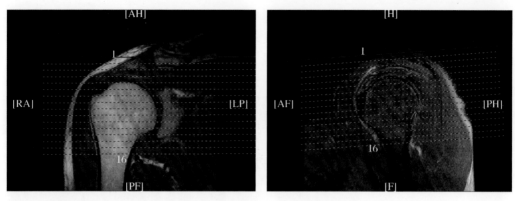

图 1-2-13　肩关节 MRI 横轴位图像

定位线与冈上肌腱长轴一致，垂直于肱骨长轴

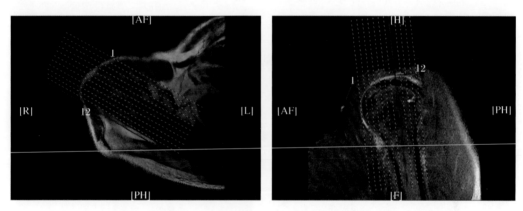

图 1-2-14　肩关节 MRI 斜冠状位图像

定位线平行于冈上肌腱长轴，与肱骨长轴平行

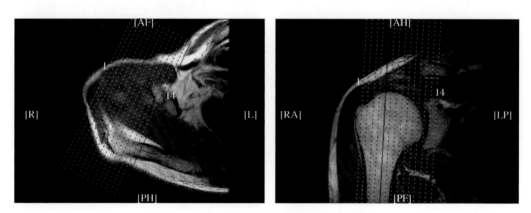

图 1-2-15　肩关节 MRI 斜矢状位图像

定位线垂直于冈上肌腱长轴，与肱骨长轴平行

横轴位在冠状面上定位线与冈上肌腱长轴一致，在矢状面上定位线垂直于肱骨长轴（图1-2-13）；斜冠状位在横轴面上定位线平行于冈上肌腱长轴，在矢状面上定位线平行于肱骨长轴（图1-2-14）；斜矢状位在横轴面上定位线垂直于冈上肌腱长轴，在冠状面上定位线平行于肱骨长轴（图1-2-15）；外展外旋（ABER）斜轴位定位线平行于肱骨长轴（图1-2-16）。

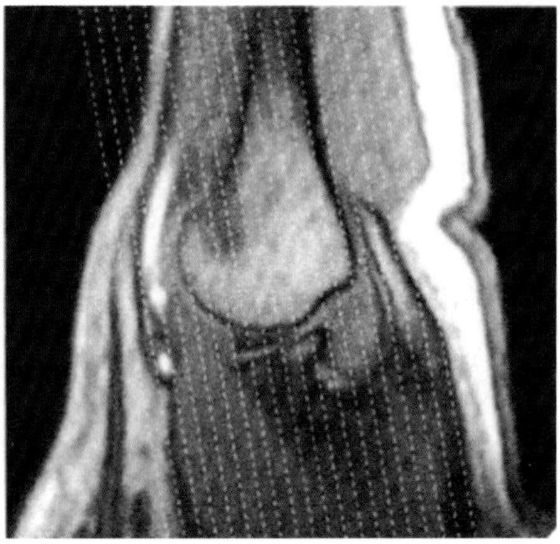

（一）肩关节MRI横轴位图像

肩关节MRI横轴位图像可显示盂唇，还可显示冈上肌、冈下肌、肩胛下肌及肱二头肌腱等（图1-2-17）。

（二）肩关节MRI斜冠状位图像

图 1-2-16　肩关节MRI外展外旋（ABER）斜轴位图像

定位线平行于肱骨长轴

肩关节MRI斜冠状位图像可显示肩胛骨关节盂上、下盂唇，冈上肌肌腱，肩峰下滑囊及喙肩韧带等（图1-2-18）。

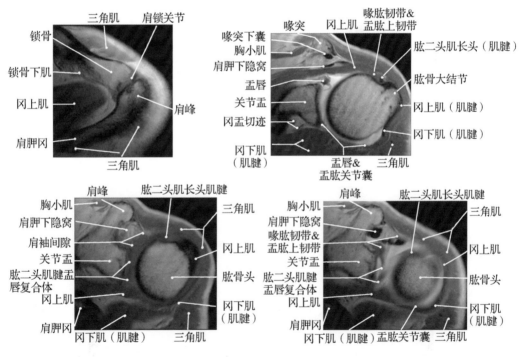

图 1-2-17　正常肩关节MRI横轴位图像

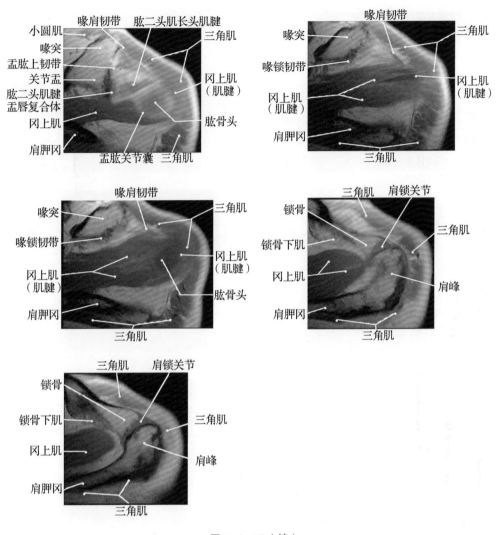

图 1-2-17（续）

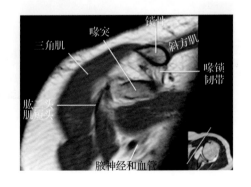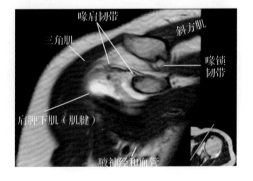

图 1-2-18 正常肩关节 MRI 斜冠状位图像

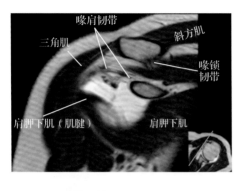

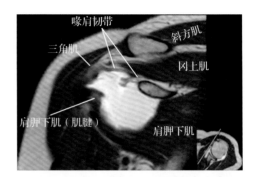

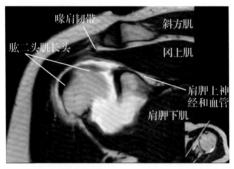

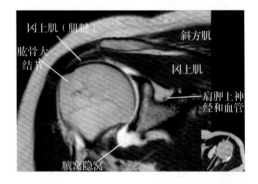

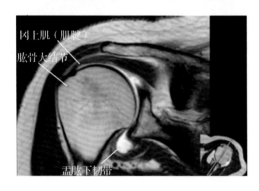

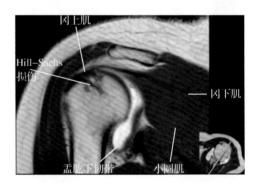

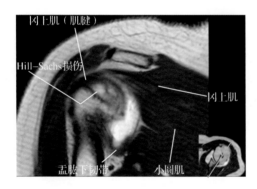

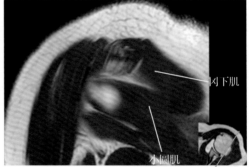

图 1-2-18（续）

（三）肩关节 MRI 斜矢状位图像

肩关节 MRI 斜矢状位是观察肩峰形态的最佳位置，可显示肩袖（图 1-2-19）。

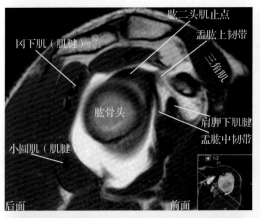
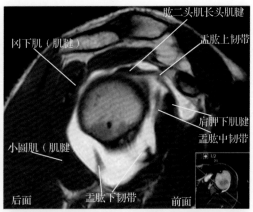
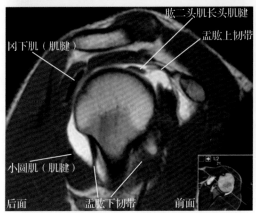
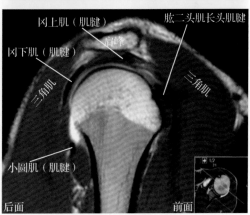

图 1-2-19 肩关节 MRI 斜矢状位的正常图像

（四）肩关节外展外旋位图像

肩关节外展外旋位图像主要观察关节盂前、后盂唇和肩袖等结构（图 1-2-20）。

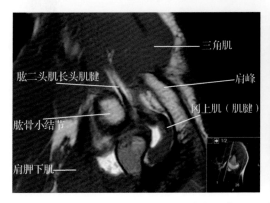
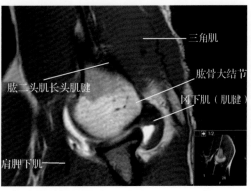

图 1-2-20 正常肩关节 MRI 外展外旋（ABER）斜轴位图像

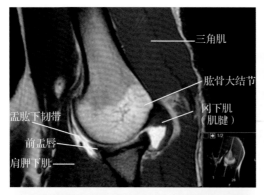
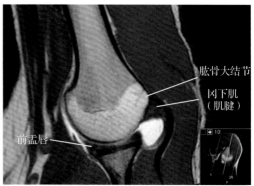
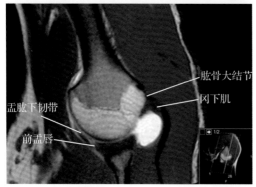

图 1-2-20（续）

五、造影磁共振成像检查

为了提高诊断敏感性和准确性，肩袖关节面部分撕裂、盂唇及关节囊损伤可以采用肩关节磁共振关节造影（MRA）检查（图 1-2-21）。通过肩关节穿刺，将稀释的造影剂二乙三胺五醋酸钆（Gd-DTPA）0.1 mmol/kg（浓度为 1~6 mmol/L）、利多卡因 15 ml 注入关节腔，进行磁共振成像检查。

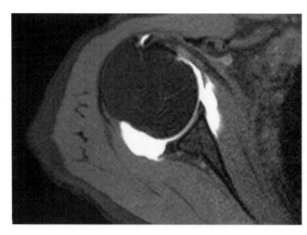

图 1-2-21　正常肩关节 MRA 横轴位图像

MRA 检查以横轴位、斜冠状位、斜矢状面为基准，外展外旋斜轴位作为补充。扫描序列常用 T2 加权序列，将关节周围肌肉、脂肪组织大部分抑制。可显示造影剂通过组织损伤处进入肩袖关节面部分撕裂部位（图 1-2-22）、盂唇损伤（图 1-2-23）、关节囊松弛（图 1-2-24）等。

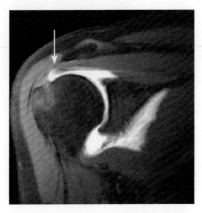

图 1-2-22 肩关节 MRA 图像（一）

显示冈上肌部分损伤

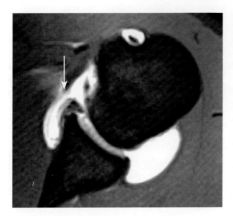

图 1-2-23 肩关节 MRA 图像（二）

显示前盂唇损伤

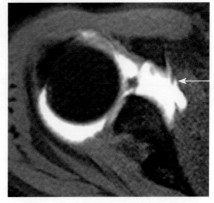

图 1-2-24 肩关节 MRA 图像（三）

显示关节囊及盂唇损伤

六、超声检查

肩关节超声检查可用于肩袖、肱二头肌长头肌腱、盂肱关节、肩锁关节、滑囊和盂唇损伤的诊断。由于盂唇的位置较深，穿透性和分辨率受限，超声对盂唇的检查效果不及 MRI。后盂唇显示效果优于前盂唇。超声对肩袖撕裂的评估准确性与 MRI 接近，其敏感性为 91%，特异性为 76%。超声对肩关节周围腱鞘积液、肩袖钙化的显示优于 MRI。

（一）肱二头肌长头肌腱超声检查

患者坐于检查者对面，肘关节屈曲 90°，手掌面向上。探头置于肱骨大结节和小结节之间做横切面（图 1-2-25），显示结节间沟的肱二头肌长头肌腱（图 1-2-26）。可由检查者左手握住患者腕部并轻轻调整其角度，使结节间沟调整至正前位。使探头上下位移，可显示不同水平位置的肱二头肌腱短轴。

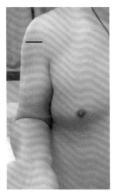

图 1-2-25 肱二头肌短头肌腱
的超声检查部位

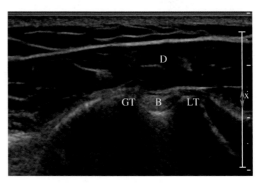

图 1-2-26 肩关节超声检查示肱二头肌腱（B）

GT. 肱骨大结节；LT. 肱骨小结节；D. 三角肌

在正常状态下，肱二头肌长头肌腱的腱鞘内可显示少量滑液，位于内侧，即肱骨小结节一侧（图 1-2-27）。

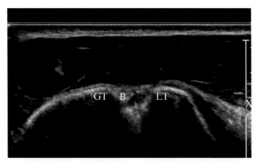

图 1-2-27 肩关节超声检查示正常肱二头肌腱及腱鞘液体

GT. 肱骨大结节；LT. 肱骨小结节；B. 肱二头肌长头肌腱；↑. 内侧少量滑液

探头旋转 90°（图 1-2-28），可显示肱二头肌长头肌腱长轴（图 1-2-29），应追踪至肌腱 - 肌腹连接处（图 1-2-30）。

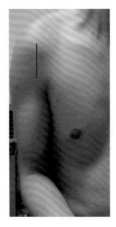

图 1-2-28 肱二头肌长头肌腱长轴的超声检查部位

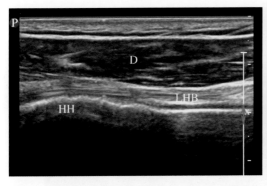

图 1-2-29　肩关节超声检查肱二头肌长头肌腱近
　　　　　段长轴声像图

D.三角肌；LHB.肱二头肌长头肌腱；HH.肱骨头

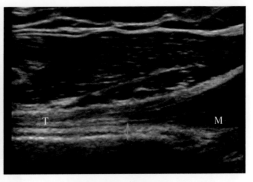

图 1-2-30　肩关节超声检查肱二头肌长头肌腱
　　　　　远段长轴声像图

T.肌腱部分；M.肌腹部分；↑.肌腱-肌腹连接处

（二）肩胛下肌腱超声检查

屈肘 90°，肘部紧贴外胸壁，上肢外旋位，探头置于肱骨小结节内侧横切，显示肩胛下肌腱的长轴，最外侧止于肱骨小结节（图 1-2-31）。探头上、下平移，直至肌腱宽度的边界（图 1-2-32）。在此基础上探头旋转 90°，可显示肌腱短轴（图 1-2-33）。肩胛下肌腱短轴超声检查，在短轴切面可见强回声的肌腱内间隔有低回声的肌组织为正常现象（图 1-2-34）。

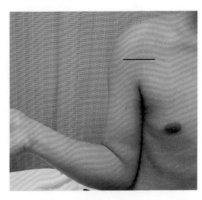

图 1-2-31　肩胛下肌腱长轴超声检
　　　　　查部位（上肢外旋位）

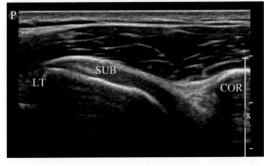

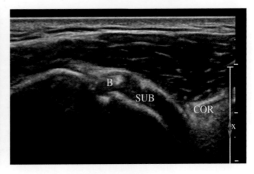

图 1-2-32　肩关节超声检查肩胛下肌腱，外旋位长轴声像图

SUB.肩胛下肌腱；LT.肱骨小结节；COR.喙突；B.肱二头肌长头

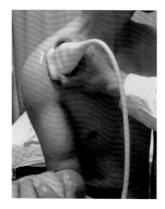

图 1-2-33　肩胛下肌腱短轴的
超声检查体位

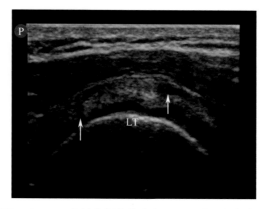

图 1-2-34　肩关节超声检查肩胛下肌腱短轴声像图
LT. 肱骨小结节；↑. 肌腱内的肌组织

（三）冈上肌腱超声检查

冈上肌腱的超声检查有两种体位：第一种是患者上肢置于身后，屈肘，手掌贴在髂嵴上缘（图 1-2-35）。在该体位下，冈上肌腱与肱二头肌腱平行，更易于显示肌腱 – 肌腹连接处。第二种体位是使患者肩关节尽可能内旋，屈肘，同时前臂后伸，手背紧贴对侧的后背，肘部紧贴外胸壁，肘窝与胸壁不留空隙（图 1-2-36）。这种体位使冈上肌腱更加移向前方，适于检查者坐于患者正对面检查。由于在肩关节最大内旋位时冈上肌腱处于被拉直的紧张状态，该体位更易发现微小撕裂。

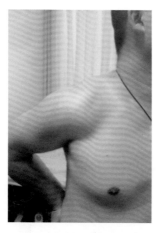

图 1-2-35　冈上肌腱超声检查体位一

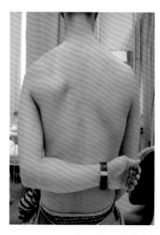

图 1-2-36　冈上肌腱超声检查体位二

1. 冈上肌腱的短轴切面　如前述，先显示肱二头肌长头肌腱短轴的关节内部分，以此作为识别冈上肌腱的方法，向后外侧移动探头，则显示冈上肌腱的短轴切面（图 1-2-37）。正常形态为向前方凸起的圆弧形。

2. 冈上肌腱的长轴切面　在上述检查基础上探头旋转 90°，即可显示冈上肌腱长轴（图 1-2-38），从上至下可见圆形的肱骨头表面、向深方略凹陷的解剖颈和向浅方隆起的肱骨大结节（图 1-2-39）。

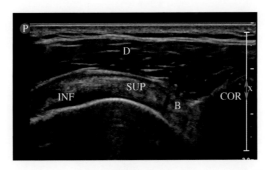

图 1-2-37 肩关节超声检查冈上肌腱短轴声像图

B. 肱二头肌长头肌腱；SUP. 冈上肌腱；INF. 冈下肌腱；COR. 喙突；D. 三角肌

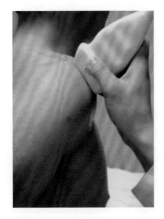

图 1-2-38 冈上肌腱长轴的
超声检查方法

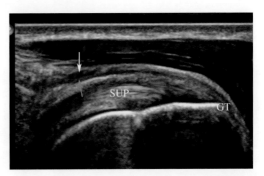

图 1-2-39 肩关节超声检查冈上肌腱长轴声像图

SUP. 冈上肌腱；GT. 肱骨大结节；↑. 肩峰下滑囊

（四）冈下肌腱及小圆肌腱超声检查

患者取坐位，手自胸前置于对侧上臂前方。检查者坐于后方或侧方，从肩胛骨后面先触及肩胛冈（图 1-2-40），以此为体表标志，探头置于冈下窝纵切，可显示冈下肌肌腹和其下方的小圆肌肌腹（图 1-2-41）。

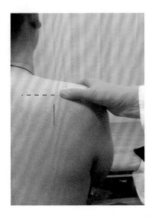

图 1-2-40 肩胛冈标志及冈下窝肌腹
检查方法（虚线示肩胛冈）

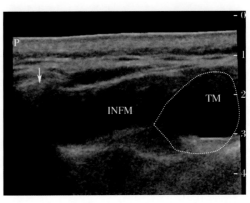

图 1-2-41 肩关节超声检查冈下肌和小圆肌短轴声像图

INFM. 冈下肌肌腹；TM. 小圆肌肌腹；↑. 肩胛冈

在识别冈下肌肌腹和小圆肌肌腹的基础上，探头旋转90°，沿肌腹向外侧追踪（图1-2-42），分别显示冈下肌腱和小圆肌腱长轴，二者均止于肱骨大结节后缘（图1-2-43）。

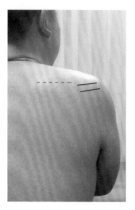

图1-2-42　冈下肌腱和小圆肌腱的超声检查方法

虚线示肩胛冈，两条红线分别为检查冈下肌腱和小圆肌腱的探头位置

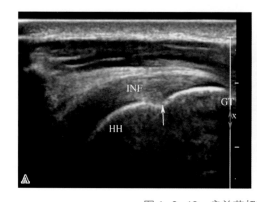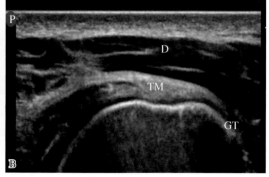

图1-2-43　肩关节超声检查小圆肌腱长轴声像图

INF.冈下肌腱；HH.肱骨头；GT.肱骨大结节；D.三角肌；TM.小圆肌腱；↑.肱骨解剖颈

（五）后盂唇及盂肱关节超声检查

检查者面向患者背面或侧面。探头频率可适当降低，选择5~7 MHz（根据患者体型调整）。探头置于肱骨头后缘（外侧）和关节盂后面（内侧）之间做横切（图1-2-44），上述两个骨性标志呈强回声伴声影，二者之间可见后盂唇，呈三角形高回声，尖部指向深方关节腔，底部朝向体表（图1-2-45）。可观察肩关节腔积液。

（六）肩峰下滑囊超声检查

肩峰下滑囊位于三角肌与肩袖之间。由于该滑囊覆盖范围大，应尝试不同体位及位置，显示滑囊厚度最大和滑液最多的切面（图1-2-46）。肩峰下滑囊炎可显示积液伴囊壁增厚（图1-2-47）。

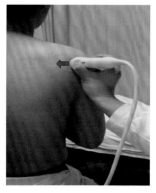

图1-2-44　后盂唇及盂肱关节的超声检查方法

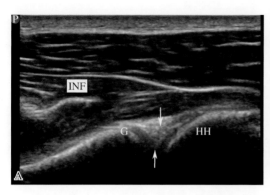
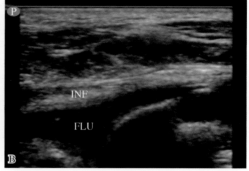

图 1-2-45 肩关节超声检查后盂唇及盂肱关节声像图

A. 后盂唇及盂肱关节后面观；B. 肩关节腔后隐窝积液

↑ . 后盂唇；HH. 肱骨头；G. 肩盂；INF. 冈下肌腱；FLU. 积液

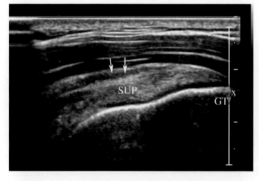

图 1-2-46 肩关节超声检查显示肩峰下滑囊

↑ . 正常滑囊；GT. 肱骨大结节；SUP. 冈上肌腱

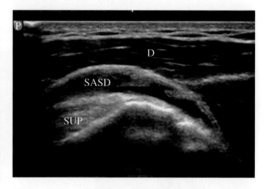

图 1-2-47 肩关节超声检查显示肩峰下滑囊积液伴囊壁增厚

SASD. 滑囊；SUP. 冈上肌腱；D. 三角肌

（七）肩锁关节和胸锁关节囊超声检查

将超声探头置于肩峰和锁骨表面做冠状切面（图 1-2-48），观察肩锁关节条状低回声（图 1-2-49）。在胸骨和锁骨表面，可观察胸锁关节（图 1-2-50）。

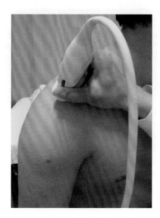

图 1-2-48 肩锁关节超声检查方法

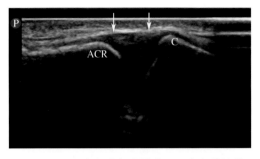
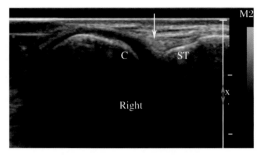

图 1-2-49　肩关节超声检查示正常肩锁关节

ACR. 肩峰；C. 锁骨；↑. 关节间隙及关节囊

图 1-2-50　胸锁关节（右侧）声像图

↑. 关节囊；C. 锁骨；ST. 胸骨

（八）喙肩韧带超声检查

以肩胛骨的喙突和肩峰作为解剖标志，超声探头两端置于喙突和肩峰表面，可显示喙肩韧带长轴（图 1-2-51）。喙肩韧带正常为一薄层条索样结构，与其两端的喙突、肩峰一起共同形成喙肩弓（图 1-2-52）。

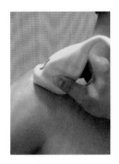
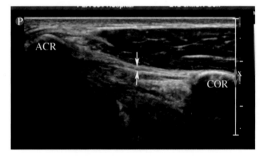

图 1-2-51　喙肩韧带超声检查方法

图 1-2-52　肩关节超声检查喙肩韧带长轴声像图

ACR. 肩峰；COR. 喙突；↑. 喙肩韧带

（九）肩袖超声动态检查（肩峰撞击试验）

将超声探头置于肩峰处做冠状切面，上肢做外展和内收交替动作，动态观察肩袖及滑囊在肩峰下活动范围，以诊断"肩峰撞击综合征"（图 1-2-53）。

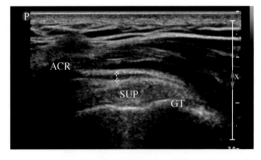

图 1-2-53　正常体位冈上肌腱及肩峰下滑囊声像图

ACR. 肩峰；SUP. 冈上肌腱；GT. 肱骨大结节；⊹⋯⊹. 肩峰下滑囊

（陈　磊　傅先水）

第三节　肩关节体格检查

肩关节是人体活动度最大的关节，肩关节损伤与疾病也是常见的关节疾病[1]。准确的病史询问和正确的体格检查是评估病情的重要手段。肩关节体格检查包括视诊和触诊、关节活动度的评估和肩关节特殊检查。肩关节特殊检查主要包括肩关节稳定性、肩袖损伤、肩关节撞击、肱二头肌腱病和SLAP损伤的检查。

一、肩关节视诊和触诊

1. 视诊　将患者双侧肩关节充分暴露，观察肩关节有无肿胀、皮肤红肿和破溃，重点观察有无方肩畸形、肩关节周围肌肉的萎缩情况，特别应观察三角肌和冈上肌有无肌肉萎缩（图1-3-1）以及大力水手征（图1-3-2）。

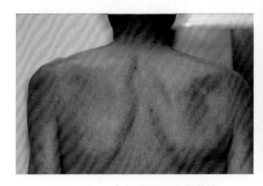
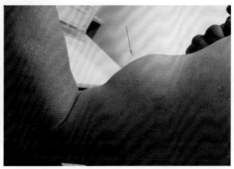

图1-3-1　肩关节周围肌肉萎缩　　　　　　图1-3-2　大力水手征

2. 触诊　应结合肩关节解剖，重点触诊肩锁关节、喙突、喙肱韧带、肱骨大结节、肱二头肌长头肌腱、盂唇前缘等（图1-3-3）。一般痛点多为病变的部位。

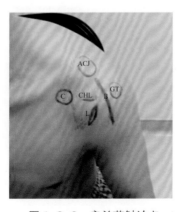

图1-3-3　肩关节触诊点

ACJ.肩锁关节；C.喙突；CHL.喙肱韧带；GT.肱骨大结节；B.肱二头肌长头肌腱；

L.盂唇前缘

二、肩关节活动度的评估

评估肩关节的活动范围包括主动和被动活动度检查。主要检查肩关节的前屈、外展、外旋、内旋活动度（图1-3-4）。外旋活动度需要检查内收外旋度和肩外展90°位的外旋活动度。肩关节的活动范围正常情况下为：前屈上举150°~170°、后伸40°~45°、外展上举160°~180°、内收20°~40°、水平位外旋60°~80°（或贴壁45°）、水平位内旋70°~90°（或贴壁70°）、水平屈曲135°、水平伸展30°。

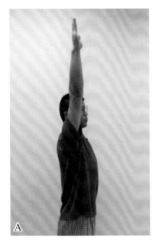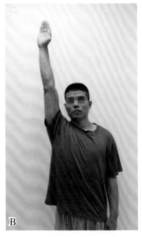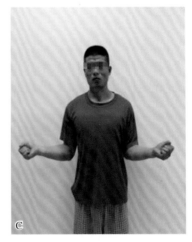

图1-3-4　肩关节活动度检查

A.前屈上举；B.外展上举；C.外旋

三、肩关节稳定性的检查

1. **杜加斯征**　杜加斯征（Dugas sign）又称搭肩试验，主要用于诊断肩关节盂肱关节脱位。患者取坐位或站立位，肘关节屈曲，将手搭在对侧的肩部且肘部能贴近胸壁为正常。如果能搭在对侧肩部，肘关节不能贴近胸壁或肘部能贴近胸壁，手不能搭于对侧肩部均为阳性（图1-3-5）。

2. **凹陷征**　凹陷征（sulcus sign）又称沟槽征，用于检查肩关节前下方不稳。患者取站立位或坐位，检查者站于患者的后方，鼓励患者尽量放松。检查者一手稳定患者的肩关节，另一手握紧患侧肘关节，同时施加向下方牵引的力量，注意观察患侧肩峰外

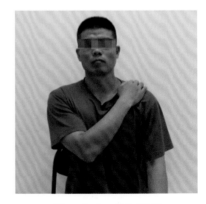

图1-3-5　杜加斯征

侧缘。其目的是诱发肱骨头向下方的半脱位。如果患者存在肩关节下方不稳，在肩峰外侧缘和肱骨头之间会出现凹陷表现（图1-3-6）。

3. **载荷移位试验**　载荷移位试验（glenohumeral translation test）用于评估肩关节的前后向不稳定，据报道，该检查的敏感性为90%，特异性为85%。

患者取坐位，检查者立于患侧身后，一手紧握患者肩关节，稳定锁骨和肩胛骨，另一手向前和向后推移肱骨头（图1-3-7），仔细体会和感受肱骨头在肩盂内的位移情况。随着应力的增加，可感受到肱骨头骑跨在肩盂的边缘上。注意两侧对比检查。

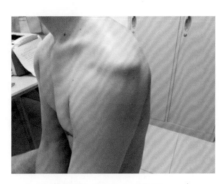

图1-3-6 凹陷征

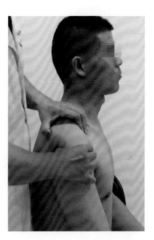

图1-3-7 载荷移位试验

4. **前方恐惧试验** 做前方恐惧试验（apprehension test）时，患者取坐位或仰卧位，将上肢外展90°，检查者一手握住患者的前臂，另一手的拇指顶住患者肱骨头向前，其余四指在前方保护肱骨头（图1-3-8），防止出现意外脱位[2]。使肩关节外旋，达到一定的外旋角度后，患者即感觉肩关节将要脱位的危险，因而出现反射性和保护性的肌肉收缩，以抵抗肩关节进一步外旋，同时出现惧怕脱位的恐惧表情为阳性。

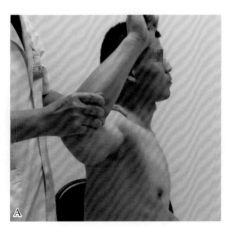

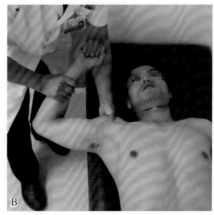

图1-3-8 前方恐惧试验

A. 坐位；B. 仰卧位

5. **后负荷试验** 后负荷试验（Jerk test）用于评估肩关节后下方的稳定性，也称为Jahnke试验。患者取站立位或坐位，检查者用一手握住患者的肘部，另一手稳定肩胛骨。肩部屈曲 90°，内收内旋，施加向后的负荷，肱骨头滑到关节盂后方发生弹响，则测试结果为阳性，提示存在肩关节后方盂唇损伤（图1-3-9）。当上臂返回原位时，肱骨头滑回关节盂，可听到第二声弹响。

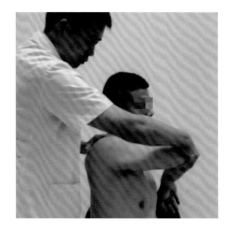

图 1-3-9　后负荷试验

四、肩袖损伤的检查

肩袖由冈上肌、冈下肌、小圆肌和肩胛下肌的肌腱组成。肩袖损伤的特殊检查主要是针对上述 4 块肌肉的检查。

1. 冈上肌检查

（1）Jobe 试验：1983 年 Jobe[3] 提出冈上肌试验（Jobe 试验），该试验主要用于检查冈上肌的病损。肩关节水平位内收 30°，肩内旋、前臂旋前，拇指指尖向下，双侧同时抗阻力上抬。检查者于患者腕部向下施加压力。患者感觉疼痛、无力者为阳性（图 1-3-10）。因为动作像伸出上肢倒水的动作，亦称为空杯试验（empty can test）。空杯试验敏感性为 84%~89%，特异性为 50%~58%。

（2）落臂试验（drop arm test）：对诊断冈上肌全层撕裂特异性达 97.2%。检查者将患者肩关节外展至 90° 以上，嘱患者自行保持肩外展 90°~100° 的位置，患肩疼痛、肢体无力而坠落者为阳性（图 1-3-11）。

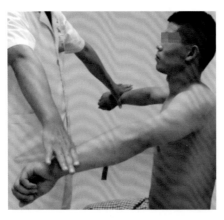

图 1-3-10　Jobe 试验

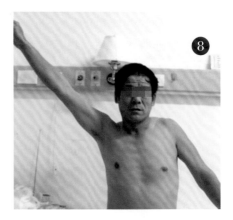

图 1-3-11　落臂试验

2. 冈下肌和小圆肌检查

（1）外旋抗阻试验（external rotation strength test）：患者肩关节 0° 位，屈肘 90°，肘关节紧贴身体。检查者将手置于患者手背处，嘱患者对抗阻力外旋肩关节（图1-3-12）。若出现疼痛或肌力弱为阳性，提示冈下肌、小圆肌损伤。

（2）吹号手征（Hornblower's sign）：用于检查冈下肌和小圆肌损伤。嘱患者用患侧的手触摸自己的嘴，患者肘部高于手部视为阳性。正常做吹号姿势时，需要一定程度的肩关节外旋，如果主动外旋肌力丧失则需要肩关节外展来代偿。患侧手臂为了能接触到嘴部，首先要将肘部抬高到 90° 以上的水平，这样患侧上肢通过一定限度的内旋，手部才能碰触到嘴部（图 1-3-13）。这个姿势像吹号角的样子，因此得名。Walch 等[4] 报道吹号手征的敏感性为 95%，特异性为 92%；另有学者报道吹号手征的敏感性为 100%，特异性为 93%。

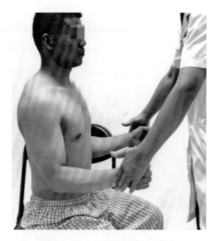
图 1-3-12 外旋抗阻试验

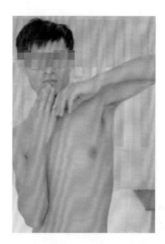
图 1-3-13 吹号手征

3. 肩胛下肌检查

（1）抬离试验（lift-off test）：是检查肩胛下肌损伤的特异性体征。患者将手背置于后背部，掌心向后。然后嘱患者将手抬离背部（图 1-3-14），必要时可以适当给予阻力，肩胛下肌损伤者不能完成该动作[5]。据报道，抬离试验敏感性为 62%，特异性为 100%。

（2）压腹试验（belly press test）：压腹试验也是评价肩胛下肌的有效检查方法。患者站位，肘关节屈曲，前臂贴于腹部，手、腕保持伸直，臂部对腹部施加压力。压腹试验时，腕部屈曲，肘部偏向后外侧为阳性（图 1-3-15）；阴性时患者的姿势没有变化。Gerber[6] 在 1996 年首先提出了压腹试验，用于检查肩胛下肌的损伤。肩胛下肌损伤或断裂，内旋功能消失，肘部在背阔肌和大圆肌作用下偏向后外侧。

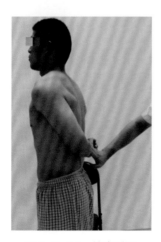
图 1-3-14 抬离试验

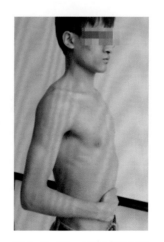
图 1-3-15 压腹试验阳性

（3）拿破仑试验（Napoleon test）：用于判定肩胛下肌的损伤程度。患者手腕伸直，掌心压腹，肘部离开胸部，保持此姿势用力压腹。通常情况下，压腹时因为肩胛下肌的作用，肘部会向前移，如果压腹时不能保持肘部向前，或者压腹时屈腕、前臂向后外者为阳性（图1-3-16）。因姿势类似拿破仑的典型姿态而得名。据报道，拿破仑试验的敏感性为25%，特异性为98%。

（4）熊抱试验（bear-hug test）：是对肩胛下肌腱上部损伤的特异性检查。患者将手放在对侧的肩膀上，检查者手持肘关节的前方，施加压力使其向身体靠拢，患者抗拒检查者试图向上抬起[7]（图1-3-17）。如果患者出现力量减弱，手不能维持在肩上，为熊抱试验阳性。熊抱试验阳性提示肩胛下肌损伤。

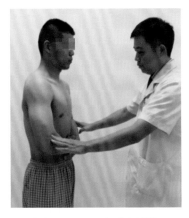

图1-3-16　拿破仑试验

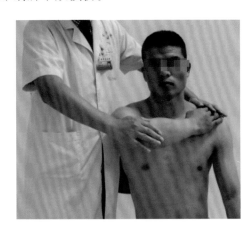

图1-3-17　熊抱试验

五、肩关节撞击的检查

1. **疼痛弧试验**　患者站立，外展上臂保持掌心朝下，进行肩关节外展上举动作，如果在外展60°~120°出现疼痛症状，考虑结果为疼痛弧试验（painful arc test）阳性。该试验敏感性为9.5%~97.7%，特异性为9.9%~88.4%[8]（图1-3-18）。

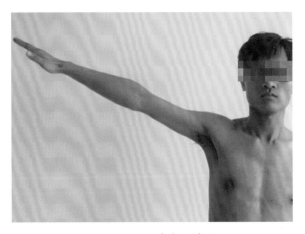

图1-3-18　疼痛弧试验

2. **Neer 肩峰撞击试验** 检查者立于患者背后，一手固定肩胛骨，另一手保持肩关节于内旋位，使患者掌心向下（图 1-3-19），然后使患侧肩关节前屈外展做过顶动作，如诱发肩关节剧烈疼痛和外展抬举活动受限为 Neer 肩峰撞击试验（Neer impingement test）阳性。Neer[9] 于 1972 年描述了上肢上举引起肩关节疼痛，并于 1980 年提出了用 Neer 肩峰撞击试验来检查肩峰下撞击。据报道，Neer 肩峰撞击试验阳性对肩峰下撞击的敏感性为 89%，特异性为 31%。

3. **Hawkins 撞击试验** Hawkins 撞击试验（Hawkins impingement test）是诊断肩峰下撞击征的主要体征之一。检查者立于患者体侧，使患者肩关节内收前屈 90°，肘关节屈曲 90°，前臂保持水平。检查者用力使患侧前臂向下使肩关节内旋，出现疼痛者为试验阳性（图 1-3-20）。Hawkins 征由 Hawkins 和 Kennedy[10] 于 1980 年提出，MacDonald 等[11] 研究 Hawkins 征诊断肩袖损伤的敏感性为 88%，特异性为 43%。

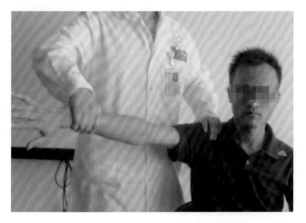

图 1-3-19 Neer 肩峰撞击试验

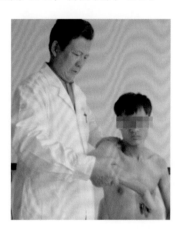

图 1-3-20 Hawkins 撞击试验

六、肱二头肌腱病变的检查

1. **Yergason 试验** Yergason 试验是诊断肱二头肌长头肌腱病变的检查方法。患者肘关节屈曲 90°，前臂旋前，上臂置于体侧。检查者一手置于患者肩部，触摸肱二头肌腱沟，另一手紧握患者前臂，令患者前臂旋后并抵抗检查者的阻力（图 1-3-21）。如患侧的肱二头肌腱沟出现疼痛为阳性。

2. **Speed 试验** Speed 试验[12] 用于评估肱二头肌长头肌腱的损伤。患者肘关节伸展，前臂完全旋后，肩关节外展 90°，检查者站在患侧，一手将患者的腕关节向下施加力量，令患者对抗向下的力量而前屈肩关节（图 1-3-22）。如果肩关节前方或肱二头肌腱沟处出现疼痛即为阳性。

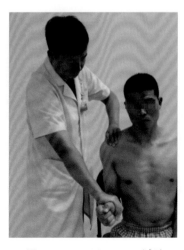

图 1-3-21 Yergason 试验

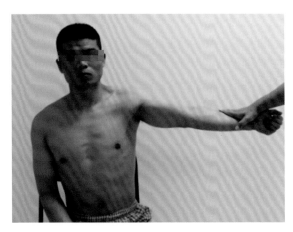

图 1-3-22 Speed 试验

七、SLAP 损伤的检查

1. O'Brien 试验　O'Brien 试验[13]用于评估 SLAP 损伤，尤其是肱二头肌长头肌腱的撕脱。患者取坐位，肘关节伸展，肩关节前屈 90°，内收 10°，最大内旋位（大拇指向下）。检查者向手臂施加向下的力量，嘱患者抵抗检查者施加的阻力，做肩关节前屈和外展动作（图 1-3-23）。然后在最大外旋位重复该试验。在最大内旋位检查时出现疼痛，而在最大外旋位检查时疼痛消失为阳性。

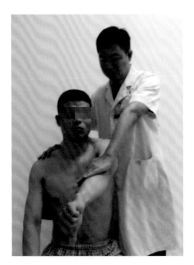

图 1-3-23 O'Brien 试验

2. 肱二头肌载荷试验 I　患者取仰卧位，肩关节外展 90°，最大外旋，前臂旋后。检查者持续被动外旋肩关节，直至患者出现疼痛和恐惧，然后停止外旋，嘱患者在此位置下屈肘抗阻力[14]（图 1-3-24）；如果患者诉疼痛和恐惧则为肱二头肌载荷试验 I（biceps load test I）阳性，这是由于肱二头肌长头肌腱在上盂唇处产生牵拉诱发阳性体征。

3. 肱二头肌载荷试验Ⅱ　肱二头肌载荷试验Ⅱ（biceps load test Ⅱ）用于上盂唇损伤的检查。患者取仰卧位，检查者站立于患者体侧，并握持患者肘关节和腕关节，患者前臂旋后，肘关节屈曲，肩关节外展120°，做外旋动作，嘱患者屈曲肘关节抵抗检查者阻力[15]（图1-3-25）。如果患者在抗阻屈肘时出现疼痛为阳性。

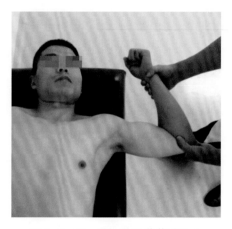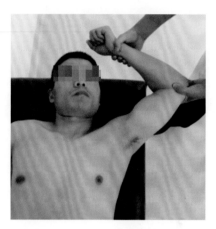

图 1-3-24　肱二头肌载荷试验Ⅰ　　　　图 1-3-25　肱二头肌载荷试验Ⅱ

（李海鹏）

第四节　肩关节镜手术入路

肩关节镜手术主要用于肩关节不稳、肩袖损伤、肩关节撞击、肱二头肌腱病和SLAP损伤的手术治疗。其病理改变主要发生在盂肱关节或肩峰下间隙，因此，肩关节镜手术亦在盂肱关节或肩峰下间隙展开。

一、肩关节骨性标志

肩关节周围肌肉相对丰厚，有众多重要的神经、血管和肌腱组织。手术涉及病理变化观察、锚钉植入、组织缝合等操作步骤，因此做好手术入路标识至关重要。

根据肩胛骨的骨性标志（图1-4-1），将肩胛冈、肩峰的外侧缘、后外侧角、前外侧角、锁骨远端的轮廓及肩锁关节标示清楚，用三指触摸法标记喙突（图1-4-2），最后标记喙肩韧带和喙锁韧带（图1-4-3）。

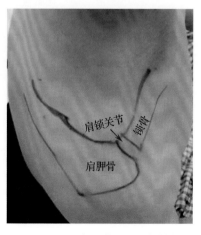

图 1-4-1　肩关节周围骨性结构

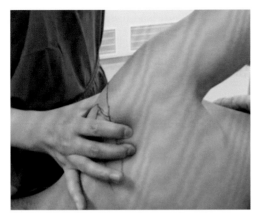

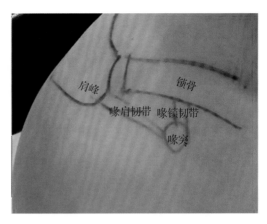

图 1-4-2　三指触摸法标记喙突　　　　　图 1-4-3　标记喙肩韧带和喙锁韧带

二、盂肱关节手术入路

1. 后方入路　后方入路常作为观察入路，是肩关节镜手术首先建立的入路，位于肩峰后外侧缘向下约 1.5 cm、向内 1~1.5 cm 处，即肩关节后方"软点"处[16]（图1-4-4）。

建立入路时，首先在"软点"向关节腔内注入含有肾上腺素的生理盐水 40~60 ml（图 1-4-5），将肩关节充盈膨胀后插入导丝，用 12 号尖刀切开皮肤，止血钳分离皮下组织，随后沿导丝套入 Wissinger 空芯导棒，再将套管沿 Wissinger 棒引入关节腔内，拔出 Wissinger 棒，然后置入关节镜进行系统检查。

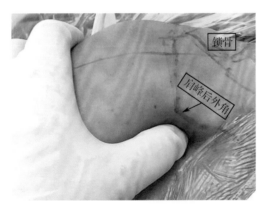

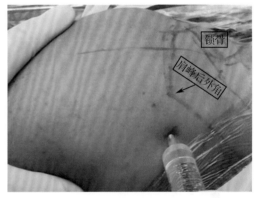

图 1-4-4　肩关节后方"软点"处　　　　图 1-4-5　由肩关节后方"软点"向关节腔内
　　　　　　　　　　　　　　　　　　　　　　　注入含有肾上腺素的生理盐水

2. 前方入路　前中入路、前下入路和前上入路是肩关节常见的操作入路[17]。前方入路可选用由外向内或由内向外的技术方法建立[18]。

由外向内技术：在关节镜监视下，于体表位置采用注射针头穿刺进入关节腔，确认位置和角度合适后切开皮肤，钝性分离，再将操作套管置入关节腔内，为由外向内技术（图 1-4-6）。

由内向外技术：在关节镜监视下将关节镜套管抵于关节囊，退出关节镜，套管中插入 Wissinger 棒，在穿透关节囊处切开皮肤，将套管沿 Wissinger 棒引入关节腔内，退出 Wissinger 棒，插入关节镜（图 1-4-7）。

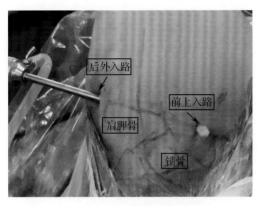

图 1-4-6　由外向内技术建立前上入路

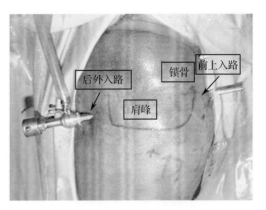

图 1-4-7　由内向外技术建立前上入路

（1）前中入路：可以通过由外向内或由内向外的技术建立。在由内向外技术建立入路时，采用 Wissinger 棒穿过关节镜套管，经由肱二头肌长头肌腱侧缘，肩胛下肌腱上缘和肱骨头界限所界定的"安全三角"（图 1-4-8）指向喙突向前朝皮肤上方推进，当 Wissinger 棒尖端达喙突外侧缘时，在皮肤表面做一个切口，以 Wissinger 棒作为导向器将塑料套管引入关节腔建立前中入路。

在由外向内的技术中，采用穿刺针在喙突外侧缘皮肤处穿刺入关节腔，进入关节腔内的位置限定在由肱骨头外侧缘、关节盂内侧缘和肱二头肌长头肌腱所构成的三角内，且保持在肩胛下肌腱的上方（图 1-4-9）。

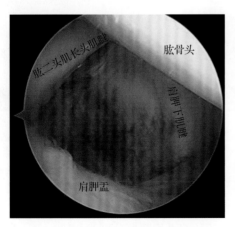

图 1-4-8　肩关节腔"安全三角"

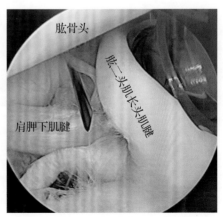

图 1-4-9　由外向内技术将穿刺针刺入
"安全三角"

（2）前下入路：可以使用由内向外技术或由外向内技术建立。为了正确建立此入路，建议采用由外向内的技术，这样可以直接观察到肩胛下肌腱的上缘。皮肤切口在喙突外侧缘的下方（图1-4-10）。如上所述，采用穿刺针穿过肩胛下肌腱的上缘"安全三角"进入关节腔。该入口通常用于锚钉植入、前下关节囊修复时缝合钩的通道。

（3）前上入路：由Wolf描述，通常采用由外向内的技术建立。其位置位于喙突和肩峰之间（图1-4-10），于肱二头肌长头前方进入关节腔。该入路可起到在Bankart修复手术时作为交换通道的作用，也可作为前方或后方关节囊修复的观察通路。

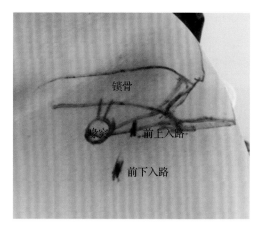

图1-4-10　前下入路和前上入路体表位置

3. 5点钟入路　5点钟入路（图1-4-11）位于联合腱的外侧和肩胛下肌的下1/3[19]。从侧面观，约在5点钟位置，该入路可以更好地到达关节盂的下方，从而便于Bankart修复时以更佳的角度植入缝合锚钉。通常采用由内向外的技术建立入路：将关节镜套筒经后入路直接指向关节盂5点钟的位置（右肩），然后采用Wissinger棒穿透前方关节囊。5点钟入路被认为是最不安全的入路，因为它与神经、血管结构的位置较近，距离腋神经和腋动脉大约13 mm和15 mm。

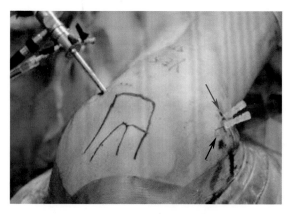
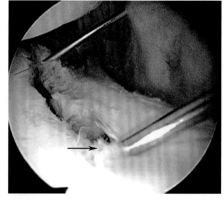

图1-4-11　5点钟入路

4. 上方入路　上方入路又称Neviaser入路，也称锁骨上窝入路，位于锁骨（前方）、肩胛骨（后方）和肩峰内侧缘（侧方）之间锁骨上窝处[20]（图1-4-12）。此入路最初被认为是附加的过线入路，但也可以作为SLAP损伤的植入缝合锚钉入路。这个入路目前并不常用，其距离肩胛上神经和肩胛上动脉的平均距离分别为24 mm和26 mm。

5. 外侧入路　外侧入路又称为Wilmington入路，位于肩峰后外侧角外下方1 cm处，通常采用穿刺针经肩袖后外部分穿刺至关节腔内[21]（图1-4-12）。这个入口的主要优点是可以直接接近后上盂唇，因此认为在修复SLAP后方部分盂唇损伤时有用。其主要缺点是容易损伤肩袖。因此为了避免损伤肌腱，其切口应平行于肌腱纤维，长度不超过5 mm。

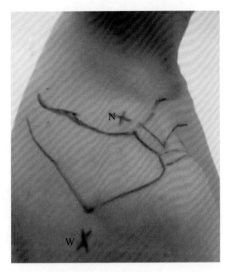

图 1-4-12　Neviaser 入路和 Wilmington 入路

N. Neviaser 入路；W. Wilmington 入路

三、肩峰下间隙手术入路

1. **后方中央入路**　此入路位于肩关节后方"软点"处，即盂肱关节后方入路。插入关节镜与钝套管针之后，紧贴肩峰下缘进入肩峰下间隙。

2. **后外入路**　该入路位于肩峰后缘延长线上，肩峰外侧缘下方约 2 cm 处[22]（图 1-4-13）。通过该入路可以更好地观察到肩锁关节和肩袖组织，关节镜的移动性会更好一些，可以获得良好的视野。

3. **前方入路**　前方入路位于喙突和肩峰前外侧缘之间（图 1-4-13），其必须紧贴喙肩韧带的外侧缘，以避免操作时活动受限和潜在的出血风险。

4. **外侧入路**　该入路在肩锁关节后缘的延长线上，位于肩峰下方 2~3 cm 处（图 1-4-13）。该入路通常采用由外向内的技术方法建立，将关节镜置于后方入路，在关节镜监视下采用穿刺针经体表位置向肩峰下间隙穿刺，正确的入路有利于手术的操作，如肩袖修复或肩峰成形术。

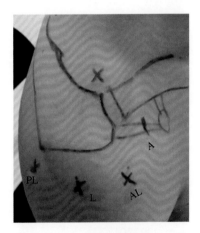

图 1-4-13　肩峰下间隙手术入路
体表位置

PL. 后外入路；A. 前方入路；L. 外侧入路；AL. 前外入路

5. **前外入路**　该入路位于肩峰外侧缘下方 2~3 cm，肩峰前缘延长线上（图 1-4-13）。该入路可以直接至肩峰的下表面，通常用于关节镜下的肩峰成形术。该入路通常采用穿刺针由外向内技术建立。

（李海鹏　薛　静　刘玉杰）

参考文献

[1] Urwin M, Symmons D, Allison T. Estimating the burden of musculoskeletal disease in the community. Ann Rheum Dis, 1998, 57(11): 649–655.

[2] Rowe C R, Zarins B. Recurrent transient subluxation of the shoulder. J Bone Joint Surg, 1981, 63(6): 863–872.

[3] Jobe F W, Jobe C M. Painful athletic injuries of the shoulder. Clin Orthop Relat Res, 1983, 173: 117–124.

[4] Walch G, Boulahia A, Calderone S, et al. The 'dropping' and 'hornblower' s' signs in evaluation of rotator–cuff tears. Br J Bone Joint Surg, 1998, 80(4): 624–628.

[5] Gerber C, Krushell R J. Isolated rupture of the tendon of the sub–scapularis muscle. Clinical features in 16 cases. J Bone Joint Surg, 1991, 73(3): 389–394.

[6] Gerber C, Hersche O, Farron A. Isolated rupture of the subscapularis tendon. J Bone Joint Surg, 1996, 78(7): 1015–1023.

[7] Barth J R, Burkhart S S, De Beer J F. The bear–hug test: a new and sensitive test for diagnosing a subscapularis tear. Arthroscopy, 2006, 22(10): 1076–1084.

[8] Wolf E M, Agrawal V. Transdeltoid palpation (the rent test) in the diagnosis of rotator cuff tears. J Shoulder Elbow Surg, 2001, 10(5): 470–473.

[9] Neer C S. Impingement lesions. Clin Orthop Relat Res, 1983, 173: 70–77.

[10] Hawkins R J, Kennedy J C. Impingement syndrome in athletes. Am J Sports Med, 1980, 8(3): 151–158.

[11] MacDonald P B, Clark P, Sutherland K. An analysis of the diagnostic accuracy of the Hawkins and Neer subacromial impingement signs. J Shoulder Elbow Surg, 2000, 9(4): 299–301.

[12] Bennett W F. Specificity of the Speed's test: arthroscopic technique for evaluating the biceps tendon at the level of the bicipital groove. Arthroscopy, 1998, 14(8): 789–796.

[13] O'Brien S J, Pagnani M J, Fealy S, et al. The active compression test: a new and effective test for diagnosing labral tears and acromioclavicular joint abnormality. Am J Sports Med, 1998, 26(5): 610–613.

[14] Kim S H, Ha K I, Han K Y. Biceps load test: a clinical test for superior labrum anterior and posterior lesions in shoulders with recurrent anterior dislocations. Am J Sports Med, 1999, 27(3): 300–303.

[15] Kim S H, Ha K I, Ahn J H, et al. Biceps load test II: a clinical test for SLAP lesions of the shoulder. Arthroscopy, 2001, 17(2): 160–164.

[16] Andrews J R. Arthroscopy of the shoulder: technique and normal anatomy. Am J Sports Med, 1984, 12(1): 1−7.

[17] Wolf E M. Anterior portals in shoulder arthroscopy. Arthroscopy, 1989, 5(3): 201−208.

[18] Matthews L S, Zarins B, Michael R H, et al. Anterior portal selection for shoulder arthroscopy. Arthroscopy, 1985, 1(1): 33−39.

[19] Davidson P A, Tibone J E. Anterior−inferior (5 o'clock) portal for shoulder arthroscopy. Arthroscopy, 1995, 5: 519−525.

[20] Neviaser T J. Arthroscopy of the shoulder. Orthop Clin North Am, 1987, 18(3): 361−372.

[21] Lo I K, Lind C C, Burkhart S S. Glenohumeral arthroscopy portals established using an outside−in technique: neurovascular anatomy at risk. Arthroscopy, 2004, 20(6): 596−602.

[22] Ellman H. Arthroscopic subacromial decompression: analysis of one−to three−year results. Arthroscopy, 1987, 3(3): 173−181.

第二章 肩关节镜术前准备

第一节 肩关节镜手术器械

肩关节镜手术器械包括基本器械（图2-1-1）和专用器械（图2-1-2）。建立肩关节镜手术工作通道常用18号硬膜外针头、导丝、导针、交换棒、各类型号的金属或塑料套管闭孔器（图2-1-1）。

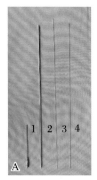 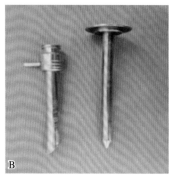 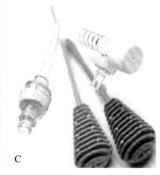

图2-1-1 用于建立肩关节镜手术通道的基本器械

A. 1. 18号硬膜外针头；2. 交换棒；3. 导针；4. 导丝；B. 6.5 mm金属套管；C. 7.0 mm塑料套管

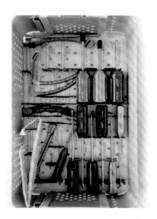 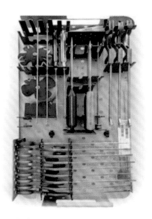

图2-1-2 肩关节镜手术专用器械

用于肩关节镜手术的器械常规包括抓线钳（图2-1-3）、推结器（图2-1-4）、剪线器（图2-1-5）、肩袖抓钳（图2-1-6）、双枪集成过线器（图2-1-7）、肩关节骨锉（图2-1-8）、组织起子（图2-1-9）和过线器（图2-1-10）等，肩关节过线器用于肩关节盂唇、肩袖等组织的缝合过线。

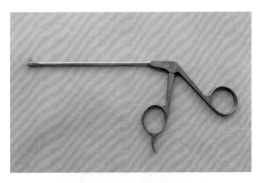

图 2-1-3　抓线钳

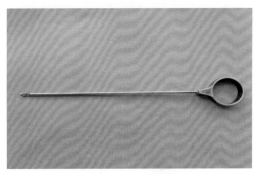

图 2-1-4　推结器

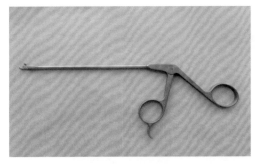

图 2-1-5　剪线器

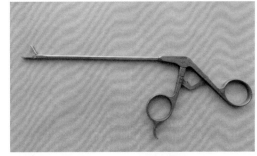

图 2-1-6　肩袖抓钳

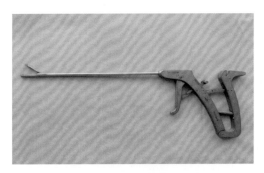

图 2-1-7　双枪集成过线器

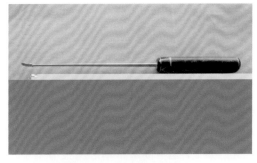

图 2-1-8　肩关节骨锉

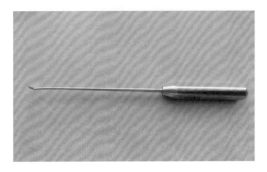

图 2-1-9　组织起子

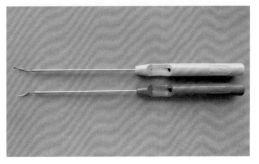

图 2-1-10　过线器

各类带线锚钉（图 2-1-11）：带线锚钉分为可吸收锚钉、不可吸收的 PEEK 锚钉和金属锚钉，用于肩关节组织损伤的修复固定。

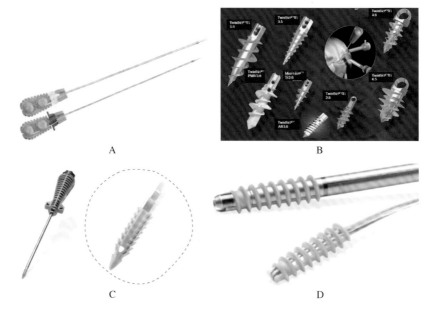

图 2-1-11　各类带线锚钉

A. 可吸收锚钉 2.3 mm、2.9 mm；B. 金属锚钉；C. FOOTPRINT PK 5.5 mm；D. HEALICOIL PK 4.5 mm

第二节　肩关节镜手术体位

肩关节镜手术常用的体位为上肢牵引侧卧位和沙滩椅位。

一、上肢牵引侧卧位

1. 体位　上肢牵引后，盂肱关节间隙牵开后手术野暴露充分。上肢牵引侧卧位（图 2-2-1）是目前最常用的肩关节镜手术体位。

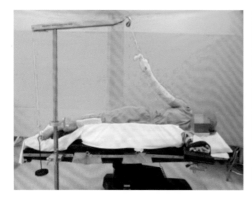
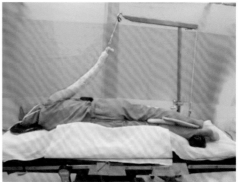

图 2-2-1　上肢牵引侧卧位

2. 注意事项

（1）搬动患者变换体位时，应协调一致，动作轻柔。将患者的头、颈、胸椎保持在同一水平旋转，防止脊柱损伤与气管导管脱落（图2-2-2）。

（2）记录牵引重量与时间，防止牵引时间过长导致神经损伤（腋神经、臂丛神经）以及皮肤和软组织损伤（包括皮肤脱皮）。

（3）男性患者应避免压迫外生殖器，女性患者应避免压迫乳房。

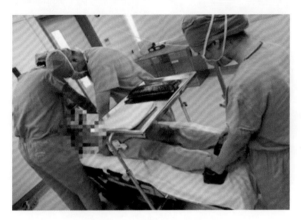

图 2-2-2 协调一致变换体位

二、沙滩椅位

1. 体位 沙滩椅位（图2-2-3）有利于从前、后、外侧进行手术观察和肩关节活动，更有利于改为小切口开放手术。

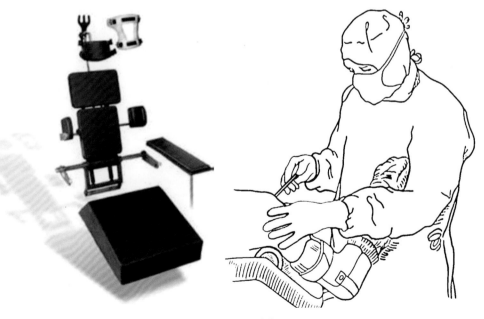

图 2-2-3 沙滩椅位

2. 注意事项

（1）上抬及平放患者时，动作要轻柔、缓慢，并协同麻醉医生保护好各种管道（图 2-2-4）。

（2）固定患者头部时，注意保护好耳郭及眼睛，防止受压。

（3）固定下颌时，松紧适宜（图 2-2-5）。

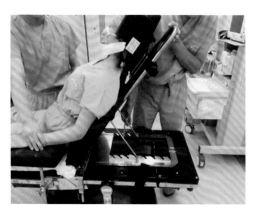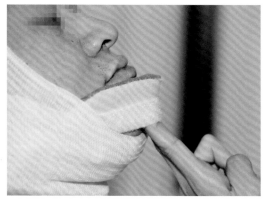

图 2-2-4　缓慢上抬患者　　　　　　　图 2-2-5　固定下颌，松紧适宜

（朱娟丽）

第三章 肩袖损伤

第一节 肩袖损伤的症状及体征

肩袖损伤的准确诊治依赖于对症状及体征的观察与判断。症状是患者自己向医生陈述（或由其他人代述）的痛苦表现，而体征是医生给患者检查时发现的患者体格上的异常现象。症状可以让医生了解患者就医目的，给予医生最初的线索和治疗目标；体征以更为全面和客观的证据帮助医生做出准确诊断。了解肩袖损伤的主要阳性体征在诊断中极具意义。

一、肩袖损伤的症状

肩关节疼痛是肩袖损伤的早期症状，也是患者就诊的主要原因。最典型的疼痛是肩部的夜间疼痛和"过顶位"活动受限（图 3-1-1）。有时伴有向颈部和上肢的放射性疼痛，患侧卧位疼痛加重，甚至难以入眠。肩关节疼痛多发生在劳作后，休息后症状减轻。疼痛以肩关节前方及三角肌区明显。搬运重物、肩部剧烈活动或创伤是本病常见诱发因素。肩关节疼痛多见于运动员、体力劳动者和中老年患者，以优势手侧发病率较高。

二、肩袖损伤的体征

肩袖损伤一般阳性体征包括患肩关节压痛［压痛点位于肩峰前下方与肱骨大结节之间的间隙处（图 3-1-2）］、肩关节肌力弱和功能障碍。根据肩袖损伤的部位不同，可表现为外展、上举或后伸无力。由于疼痛和无力，使得肩关节主动活动受限，不能上举外展，影响肩关节的功能，但肩关节被动活动范围通常无明显受限。如果肩关节疼痛及病史较长，肩周肌肉可出现不同程度的失用性萎缩（图 1-3-1）。

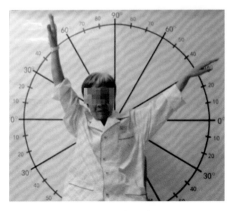

图 3-1-1 肩关节主动外展受限

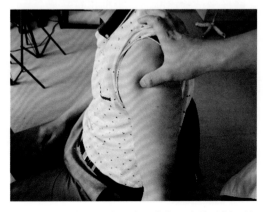

图 3-1-2 肩袖损伤压痛点多位于肩峰外侧区域

专科查体出现的阳性体征在肩袖损伤的诊断中十分重要。

1. **Jobe 试验**　患者感觉疼痛、无力者为阳性（见第一章第三节，图 1-3-10）。

2. **落臂试验**　患肩疼痛、肢体无力坠落者为落臂试验（drop arm test）阳性（见第一章第三节，图 1-3-11）。

3. **吹号手征**　如果主动外旋肌力丧失，则需要外展肩关节来代偿，为吹号手征（Hornblower's sign）阳性表现（见第一章第三节，图 1-3-13）。

4. **抬离试验**　抬离试验（lift-off test）是检查肩胛下肌损伤的特异性体征（见第一章第三节，图 1-3-14）。

5. **压腹试验**　压腹试验（belly press test）用于检查肩胛下肌的损伤（见第一章第三节，图 1-3-15）。

6. **拿破仑试验**　拿破仑试验（Napoleon test）可以初步判定肩胛下肌的损伤程度（见第一章第三节，图 1-3-16）。

7. **熊抱试验**　熊抱试验可以检测到肩胛下肌上部分的损伤，具有很高的敏感性（见第一章第三节，图 1-3-17）。

以上查体主要检查肩袖肌的力量与功能。由于肩袖损伤多伴有肩峰撞击，故以下肩峰撞击的检查亦可间接提示肩袖损伤。除以下查体，可在肩峰下滑囊注射局部麻醉药后再行撞击试验，疼痛症状可暂时性消失或明显减轻即说明有肩峰撞击。

8. **疼痛弧试验**　当上臂外展 60°~120° 时，有明显的疼痛发生或被卡住的感觉，而当外展超过 120° 后疼痛反而不明显，此试验称疼痛弧试验（painful arc test）（见第一章第三节，图 1-3-18）。如果外展达到 150°~180° 过程中持续疼痛，说明肩锁关节有病变。

9. **Neer 肩峰撞击试验（Neer impingement test）**（见第一章第三节，图 1-3-19）当肩关节于前屈内旋位外展抬举，正好肩峰前下方骨赘与肱骨大结节相对应的冈上肌腱的破损处撞击，而诱发疼痛。当掌心朝上进行上述动作时，肱骨大结节旋转到后方，肩峰与肩袖损伤创面躲开了碰撞点，疼痛症状不明显。

10. **Hawkins 撞击试验**　Hawkins 撞击试验（Hawkins impingement test）（见第一章第三节，图 1-3-20）的机制是人为地使肱骨大结节和冈上肌腱从后外侧向前内撞击肩峰、喙突、喙肩韧带形成的"喙肩弓"。多数学者认为 Hawkins 撞击试验比 Neer 肩峰撞击试验诊断肩峰下撞击征更敏感。

在临床诊疗中，有肩部外伤史、肩前方疼痛伴肱骨大结节近侧或肩峰下区压痛；伴有落臂试验、撞击试验阳性；盂肱关节内摩擦音；上臂抬举困难或疼痛弧试验阳性。具备以上 4 项中任何 1 项阳性体征者都应考虑肩袖撕裂。将一般体征和专科查体体征结合能大大提高诊断的准确率。

第二节　肩袖损伤影像学诊断

肩袖是维持肩关节稳定性的重要结构。肩袖损伤的致病因素有 4 种观点：血运学说、撞击学说、退变学说、创伤学说[1, 2]。在肩袖的解剖结构中，最容易损伤的是冈上肌，因冈上肌是肩部受力的集中点，特别是在肩部外展幅度比较大时，极容易受到摩擦而受损伤，早期表现为肩袖局部水肿、出血，继之发展为肌腱炎伴局部纤维化。如撞击因素长期存在，最终导致肩袖撕裂。影像学对肩袖损伤的评估至关重要，同时有助于临床诊断和鉴别诊断。

一、X线检查

X线平片是肩关节影像学首选检查手段。常规拍摄肩关节中立位、内旋位、外旋位的前后位及横轴位X线片是非常必要的，主要显示肩峰、肱骨头、肩盂及肩锁关节，可对骨关节异常改变（如骨折、脱位、关节炎及破坏性骨改变等）提供直观图像。

对于引发肩袖损伤的肩峰撞击症，冈上肌出口位（Y位）X线片最具诊断意义，可以直观了解肩袖出口结构性狭窄的类型（图3-2-1），其中钩形肩峰最易导致肩袖损伤，其次是弧形肩峰。在上举位摄取前后位X线片，可直接观察大结节与肩峰的相对关系。

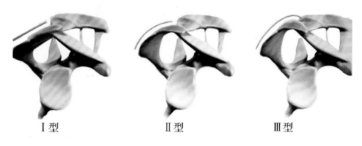

Ⅰ型   Ⅱ型   Ⅲ型

图 3-2-1 肩峰形状分型

Ⅰ型．平直形；Ⅱ型．弧形；Ⅲ型．钩形

在正侧位片上可以观察到的其他肩峰撞击表现主要有：肱骨头、大结节、肩峰以及肩锁关节发生退行性变，部分病例大结节皮质骨硬化，表面不规则，骨质萎缩（图3-2-2），肩峰或肩锁关节增生（图3-2-3），肱骨大结节侵蚀、吸收或骨质致密，肱骨大结节圆钝，肱骨头变形。

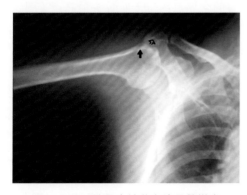

图 3-2-2 肱骨大结节肩峰骨赘增生

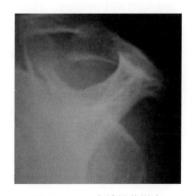

图 3-2-3 肩锁关节增生

X线检查作为肩袖撕裂的辅助检查手段，可通过显示肩峰形状、肩峰下间隙的距离、肩峰下骨赘及异常钙化等病理改变间接反映肩袖情况。由于肩袖断裂或肱二头肌长头肌腱断裂，失去向下制约肱骨头的功能，或因其他动力性失衡原因，可造成肩峰－肱骨头（A–H）间距缩小（图 3-2-4）。正常 A–H 间距的范围为 1~1.5 cm，＜ 1.0 cm 为狭窄，＜ 0.5 cm 提示有广泛性肩袖撕裂。

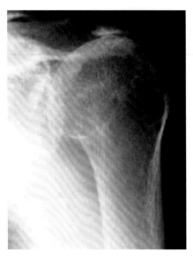

图 3-2-4　肩峰－肱骨头（A–H）间距缩小

二、磁共振成像检查

磁共振成像（MRI）对人体无创伤，为非侵入性检查，可进行多维扫描，具有良好的对比度和软组织分辨率，诊断准确率较高，是目前临床诊断肩袖损伤常用的方法。

肩关节 MRI 最基本扫描序列应包括：横轴位 T1WI，PDFS 序列；斜冠状位（与冈上肌腱平行）T1WI，PDFS 序列；斜矢状位（与关节盂平行）T2WI 压脂序列扫描。

正常肩袖肌腱在 MRI 所有序列均呈中低信号，冈上肌腱在斜冠状位显示最佳，厚度约 10 mm。在 T2WI 上呈带状均一低信号，由内侧向外侧逐渐变细，呈尖端变细的圆锥形止于肱骨大结节的上外侧面，其肌腱与肌腹的交界点约位于肱骨头最高点（图 3-2-5）。横轴位像可以观察冈下肌、小圆肌和肩胛下肌以及盂唇、肱二头肌长头肌腱。冈下肌腱止于肱骨大结节的后下方，小圆肌腱止于其更下方。肩胛下肌位于肩胛骨的前面，呈中等信号强度的多个肌腹共同形成一个肌腱，止于肱骨小结节的前部（图 3-2-6）。

肩袖损伤表现为肌腱的连续性中断、肌腱－肌腹连接处回缩、肌腱的外形发生改变。其在 MRI 上主要表现为肌腱信号形态的异常或其他的一些继发征象。当肩袖出现部分或完全撕裂损伤后，损伤处会渗入液体，在 T2WI 压脂像和 PDFS 序列（质子加权成像加脂肪抑制序列，可将水信号突出显示，因此更加清晰地显示肩袖细微病变，从而提高诊断的敏感性和准确性）上可见到高信号影（图 3-2-7）；与此同时，还能够依据水样信号影的范围预估撕裂口的损伤程度及观察相邻肌腱有无撕裂。肌腱完全撕裂时，肌腱形态异常，连续性中断，断端回缩，形态异常，此类撕裂部位在 T2WI 压脂序列及 PDFS 序列上均为高信号（图 3-2-8~ 图 3-2-11）。肌肉长期失用性萎缩导致其内脂肪增多，其信号强度增加（图 3-2-12）。

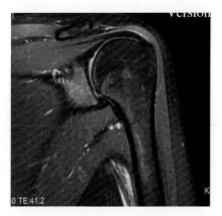

图 3-2-5 正常肩袖 MRI 斜冠状位 T2 加权像

正常冈上肌腱

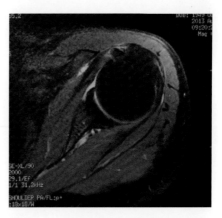

图 3-2-6 正常肩袖 MRI 横轴位 T2 加权像

正常冈下肌腱、肩胛下肌腱

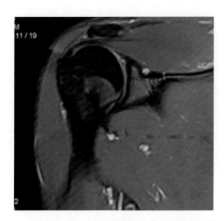

图 3-2-7 肩袖损伤 MRI 斜冠状位

T2 加权像（一）

冈上肌腱关节囊侧部分损伤

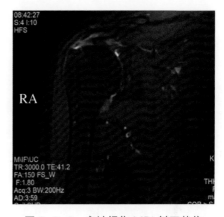

图 3-2-8 肩袖损伤 MRI 斜冠状位

T2 加权像（二）

冈上肌腱连续性中断

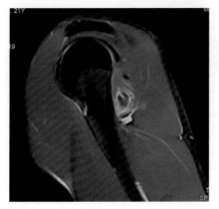

图 3-2-9 肩袖损伤 MRI 矢状位 T2 加权像

冈上肌腱连续性中断

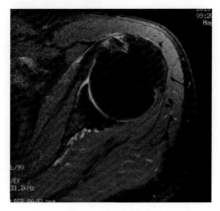

图 3-2-10 肩袖损伤 MRI 横轴位 T2 加权像（一）

冈下肌连续性中断，腱性部分迂曲

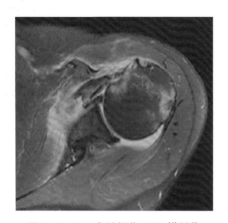

图 3-2-11　肩袖损伤 MRI 横轴位
T2 加权像（二）

肩胛下肌连续性中断，腱性部分迂曲回缩

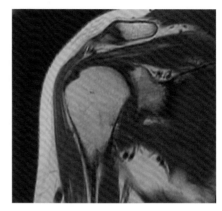

图 3-2-12　肩袖损伤 MRI 斜冠状位 T1 加权像

肌肉长期失用性萎缩导致其内脂肪增多，其 T1 加权像信号强度增加

为便于临床描述，有学者将肩袖损伤 MRI 诊断进行分级：

0 级：肌腱形态正常，连续性完好，呈均匀一致低信号；

1 级：肌腱形态正常，连续性存在，肌腱信号异常，见弥漫性或线状高信号影；

2 级：肌腱连续性存在，形态异常（肌腱变薄呈不规则），见局限性高信号影；

3 级：肌腱外形异常，连续性中断，信号增高累及肌腱全层，肌腱中断、回缩等。

肩关节磁共振关节造影（MRA）是近年来诊断肩袖损伤新的影像学方法。肩关节造影时，将造影对比剂注入关节腔内，关节囊膨胀，可更好地显示解剖结构，提高组织对比度，以便清晰地显示关节囊、韧带、肩袖间隙等结构[3]。无论对诊断肩袖部分撕裂还是全层撕裂，MRA 都具有较高的敏感性、特异性和准确性，该检查方法经过验证，已成为普遍适用的方法，而且该方法对于手术修复后的肩关节疼痛也有很好的鉴别意义（图 3-2-13）。

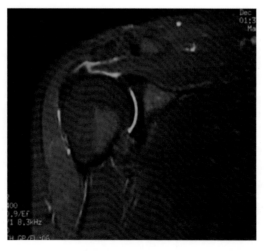

图 3-2-13　肩关节 MRA 斜冠状位 T2 加权像

冈上肌腱连续性中断，造影对比剂沟通关节囊与肩峰下滑囊

三、超声诊断

超声自 20 世纪 80 年代初开始用于肩袖撕裂伤的诊断。优点是无创伤、可动态观察、可重复、操作方便、省时、费用低,尤其对肩袖撕裂流行病学调查和术后随访具有独特的价值。缺点是诊断标准不易掌握,诊断准确率与个人的操作技术和经验有很大的相关性[4]。

检查时,取患者仰卧位,双臂下垂,手放置腹上(内收和外旋中立位)。在肩部前上方,贴近肱骨进行横切面及纵切面扫查。随后嘱患者取侧卧位(患者肩部向上),用患侧手触及对侧臀部(即保持上臂内旋、过伸、肩部中度内旋),进行长轴扫查。再嘱患者上臂内收、内旋,手掌置于对侧肩上,探头向后移动,平行于肩胛冈扫查。

正常肩袖超声表现为三角肌及肱骨头之间低或中等弧形带状结构。其大、小结节附着部逐渐变薄,由于肩峰强回声遮挡,形如"鸟嘴样"。正常状态下,肩袖内部回声均匀,略强于三角肌回声。

诊断肩袖撕裂时,超声表现为肱骨大结节表面不规则,三角肌下滑囊渗出及关节渗出、肌腱变薄或部分呈低回声,出现"双皮质症",即肌腱撕裂的低回声处下可见与肱骨头平行的线状强回声时为部分撕裂。肩袖消失或撕裂连续中断为完全撕裂[5]。根据以上表现,Brandt 提出了肩袖撕裂的超声诊断标准:肩袖内回声中断,中央强回声带,无肩袖回声,肩袖内强回声点,局部回声区域变薄,扁平层状回声,薄的低回声影[6](图 3-2-14)。

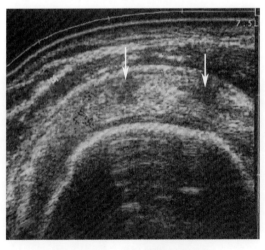

图 3-2-14　肩袖超声检查图像

肩袖损伤,↑所指为断裂处

(曲　峰　刘玉杰)

第三节　肩关节周围撞击与成形术

一、肩关节撞击的解剖

　　肩关节周围撞击以肩峰骨赘增生撞击（图3-3-1）、肱骨大结节骨赘增生与肩峰撞击（图3-3-2）、喙肩弓与肱骨大结节骨赘撞击（图3-3-3）和肩锁关节骨赘增生撞击（图3-3-4）最多见。过顶运动是造成肩峰撞击的常见原因（图3-3-5）。肩关节周围撞击与肩袖损伤互为因果，因此，对肩袖损伤的修复，首先要处理肩关节周围撞击。

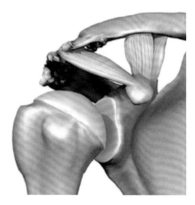

图 3-3-1　肩峰骨赘增生撞击
示意图

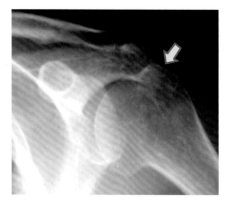

图 3-3-2　肱骨大结节骨赘增生与肩峰撞击

在肩关节外展／上举过程中，由于肱骨大结节骨赘随肱骨头旋转而向内上方移位，与肩峰外侧缘发生撞击，X线正位片（外展位）可见骨赘接触肩峰，或骨赘上缘硬化表现（如黄色↑所示）

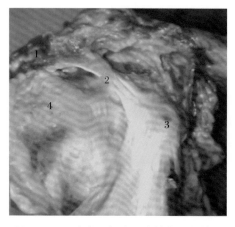

图 3-3-3　喙肩弓与肱骨大结节骨赘撞击

1. 肩峰；2. 喙肩弓；3. 喙突；4. 肱骨大结节

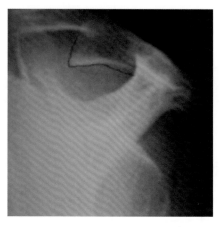

图 3-3-4　肩锁关节骨赘增生撞击

据文献报道，肩峰撞击有 3 种不同的形态，尸体解剖发现肩峰的形态与肩袖损伤有一定的相关性：Ⅰ型肩峰呈扁平型，占 17%，肩袖损伤发生率占 3%；Ⅱ型肩峰呈弧形，占 43%，肩袖损伤发生率占 24%；Ⅲ型肩峰呈钩形，占 40%（图 3-2-1），肩袖损伤发生率占 73%，是最容易发生肩袖损伤的类型[7、8]。

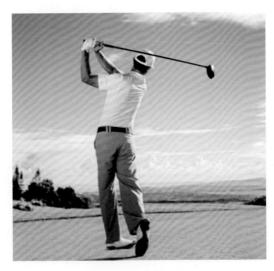

图 3-3-5　过顶运动

二、肩关节撞击的镜下探查

考虑到更佳的肌肉松弛效果，全关节镜下肩袖损伤修复术多采用全身麻醉。手术体位可选择侧卧位或沙滩椅位。

将喙突、肩峰、锁骨、肩锁关节、肩胛冈等肩关节骨性标志用记号笔标出（图 3-3-6）。全关节镜下肩关节撞击探查常用的入路有后方入路、外侧入路（图 3-3-7），有时还会使用前上外侧入路作为辅助入路。

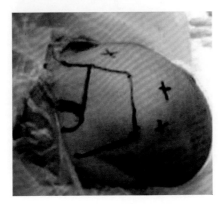

图 3-3-6　标记肩关节主要骨性标志

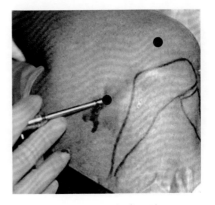

图 3-3-7　探查入路

后方入路作为观察入路，外侧入路作为操作入路，

用于在肩峰下间隙操作

在麻醉之后，于关节镜后方入路即"软点"处定位，将关节镜置入关节腔进行系统检查（图3-3-8）。退出关节镜，将其重新置入肩峰下间隙（图3-3-9）。穿刺锥通过外侧入路进入肩峰下间隙，建立工作通道（图3-3-10）。探查肩峰下间隙（图3-3-11），酌情清除肩峰下间隙增生充血的滑膜和粘连带（图3-3-12）。待清理完成、视野清晰后，进一步探查是否有肩峰下骨赘增生和喙肩韧带增生，以及肩袖撕裂等其他并发病理改变（图3-3-13~图3-3-15）。还可以旋转肩关节，观察大结节、冈上肌、肩峰和喙肩韧带间撞击的动态情况（图3-3-16）。

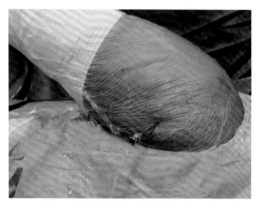

图3-3-8　定位

于关节镜后方入路即"软点"处定位，刺入18号脊髓穿刺针，将导丝、交换棒、操作套管和关节镜依次置入关节腔进行系统检查

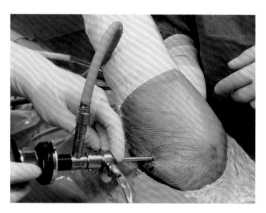

图3-3-9　关节镜进入肩峰下间隙

退出关节镜，置入穿刺锥，将其沿肩峰后缘向下进入肩峰下间隙，钝性分离肩峰下间隙内的粘连带，置入关节镜

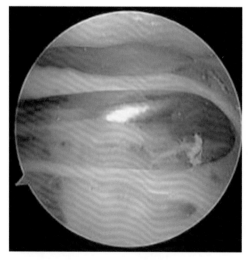

图3-3-10　建立工作通道

穿刺锥通过外侧入路进入肩峰下间隙，钝性分离肩峰下间隙粘连带

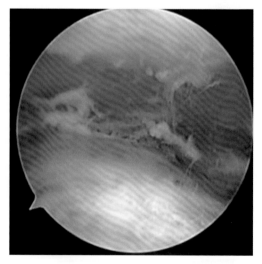

图3-3-11　探查肩峰下间隙

多见滑膜广泛增生充血和纤维束带粘连增生

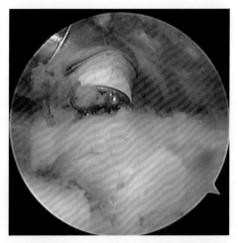

图 3-3-12 清除滑膜和粘连带

在刨削刀清理出间隙空间后，用射频刀进一步清除
滑膜和粘连带，直至露出肩袖上表面

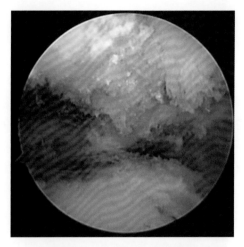

图 3-3-13 肩峰下骨赘增生

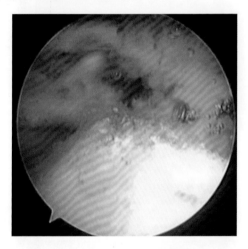

图 3-3-14 大结节骨赘增生

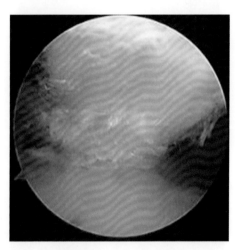

图 3-3-15 喙肩韧带增生

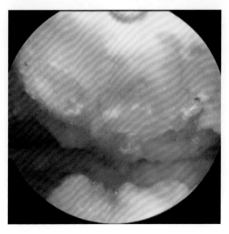

图 3-3-16 旋转肩关节，进行动态观察

三、肩关节撞击的手术处理

对于 Neer 分类Ⅱ型、Ⅲ型肩峰和喙肩韧带止点有骨赘增生的患者，应行肩峰成形术。首先用射频修整增厚的喙肩韧带（图 3-3-17）以及肩峰表面（图 3-3-18），然后从外侧或前外侧入路置入磨钻（图 3-3-19），自外向内、自前向后逐渐磨削肩峰前外侧缘（图 3-3-20），建议切除肩峰的宽度在 8~10 mm，深度＜5 mm（图 3-3-21）。将肩峰下表面修平成形（图 3-3-22），过度的肩峰下减压可造成肩峰失用或有骨折的危险。最后将肩峰外侧缘尽量处理圆钝（图 3-3-23）。

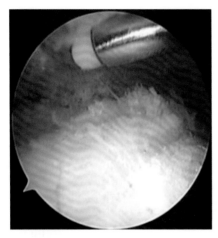

图 3-3-17　修整喙肩韧带

用射频修整增厚的喙肩韧带，注意不要切断

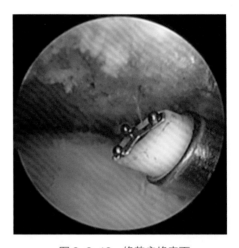

图 3-3-18　修整肩峰表面

肩峰下间隙清理后，可使用射频刀进一步清理肩峰前外部滑囊侧表面的纤维软组织，直至露出骨质，便于后续磨钻磨除增生骨质

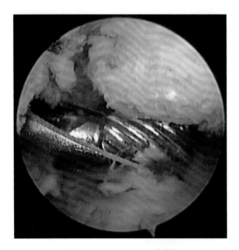

图 3-3-19　置入磨钻

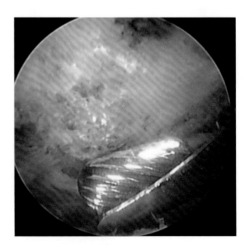

图 3-3-20　磨削肩峰前外侧缘

自外向内、自前向后逐渐磨削

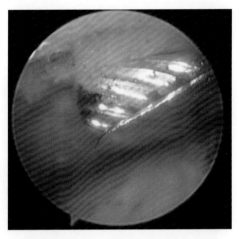

图 3-3-21 深度不宜超过 5 mm

大约相当于磨钻头的直径

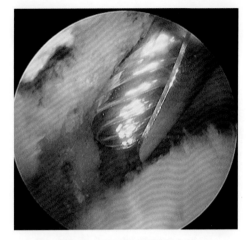

图 3-3-22 修平肩峰下表面

如果同时存在肱骨大结节增生，建议在肩峰前外侧成形后再行肱骨大结节成形，最后用射频刀清理并烧结新鲜骨面，防止出血（图 3-3-24）。

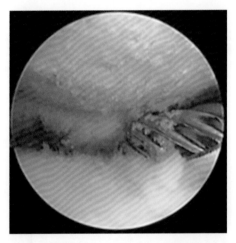

图 3-3-23 处理肩峰外侧缘

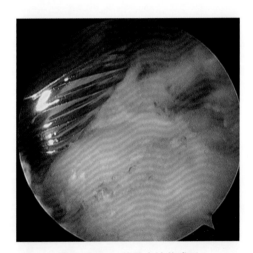

图 3-3-24 肱骨大结节成形

不可磨削过多，能避免撞击即可

（曲　峰　刘玉杰）

第四节　不同肩袖损伤的手术

肩袖损伤涉及冈上肌及冈下肌时，一般简单分为部分撕裂（图3-4-1）、全层撕裂（图3-4-2）及巨大撕裂（图3-4-3）。另外，肩胛下肌损伤也比较常见。本节介绍肩袖不同撕裂的常规手术方法。

一、肩袖部分撕裂

肩袖部分撕裂分为关节侧（图3-4-4）、滑囊侧（图3-4-5）和肌腱内撕裂（图3-4-6）3种类型。根据肩袖部分撕裂的深度分为3级：Ⅰ级撕裂厚度＜3 mm；Ⅱ级撕裂厚度为3~6 mm；Ⅲ级撕裂厚度＞6 mm或超过肌腱厚度的50%。关节侧部分撕裂可能是肩袖全层撕裂的中间阶段，可进一步发展为全层撕裂。

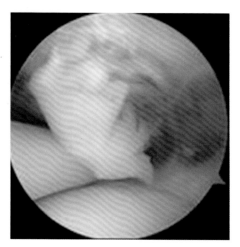

图3-4-1　肩袖部分撕裂

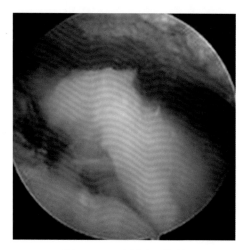

图3-4-2　肩袖全层撕裂

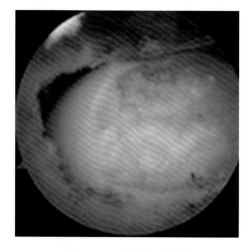

图3-4-3　肩袖巨大撕裂

冈上肌腱关节侧部分撕裂（partial articular supraspinatus tendon avulsion，PASTA）在MRI和关节镜下检查均可以明确诊断。研究发现，关节侧肩袖撕裂是滑囊侧肩袖部分撕裂的2~3倍。肩峰下滑囊侧部分撕裂也并不少见，其主要原因是肩袖组织退变和肩峰撞击。通常按照损伤的程度选择手术治疗方案，＜50%撕裂采用局部清创治疗，＞50%撕裂采用肩袖修复术，对＞50%的PASTA损伤，可以行穿腱缝合固定术或全层缝合修复手术。

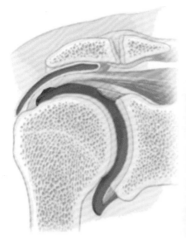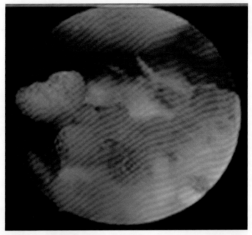

图 3-4-4 关节侧肩袖撕裂

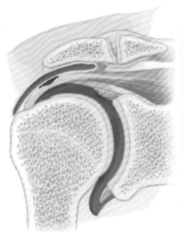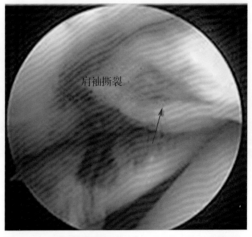

图 3-4-5 滑囊侧肩袖撕裂

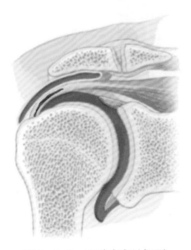

图 3-4-6 肌腱内肩袖撕裂

穿腱术要求关节镜经后方入口进入盂肱关节，寻找并确定PASTA损伤处，将肩袖内侧足印区打磨新鲜化，用穿刺针穿冈上肌腱刺入盂肱关节内或使用尼龙线自关节腔损伤处逆行穿入肩峰下间隙，以辅助定位植钉点和方向（图3-4-7）。用尖锥穿刺肌腱（图3-4-8），确定好方向和进针点，退出后植入锚钉，锚钉与大结节骨面呈45°（图3-4-9），用过线器穿过损伤冈上肌腱引出缝线（图3-4-10），缝线固定肩袖于足印区（图3-4-11）。

转为全层撕裂术时，关节镜经后方入口进入盂肱关节，探查损伤部位（图3-4-12）。关节镜转入肩峰下间隙，以探钩确定损伤处（图3-4-13），将部分损伤转变为全层损伤（图3-4-14），然后按一般肩袖损伤进行缝合处理（图3-4-15）。

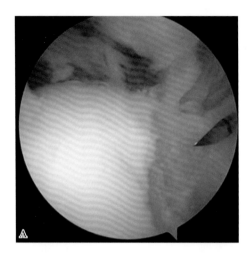
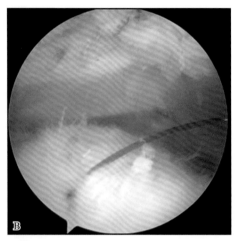

图3-4-7　辅助定位

A. 穿刺针穿冈上肌腱刺入盂肱关节内以辅助定位；B. 尼龙线自关节腔损伤处逆行穿入肩峰下间隙以辅助定位

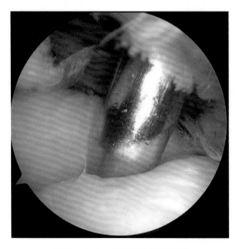
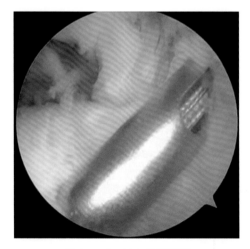

图3-4-8　用尖锥穿刺肌腱　　　　　　　图3-4-9　植入带线锚钉

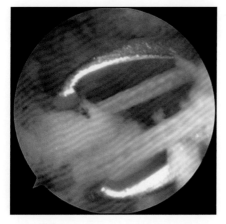

图 3-4-10 引出缝线

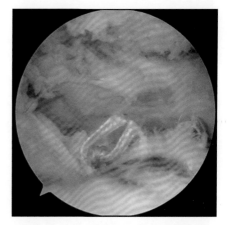

图 3-4-11 缝线固定肩袖于足印区

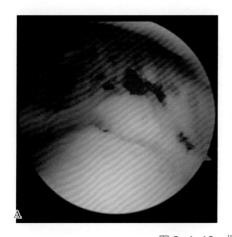

图 3-4-12 探查损伤部位

A. 探查损伤处；B. 用探钩探查损伤处，必要时可用尼龙线自关节囊侧向滑囊侧穿出做标记

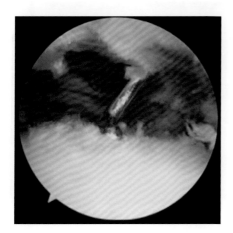

图 3-4-13 肩峰下间隙探钩确定损伤处

探查时可感觉到肩袖薄弱

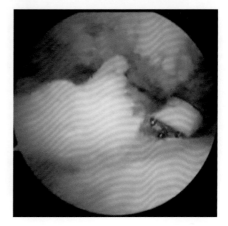

图 3-4-14 将部分损伤转变为全层损伤

用射频刀切开损伤处残留肌腱

转为全层撕裂时，需要考虑修复后肌腱的完整性，穿腱技术虽然保留了肌腱的完整性，但锚钉的钉孔破坏了肩袖组织，可能使肌腱薄弱，影响关节侧肩袖的愈合。所以治疗肩袖关节侧部分损伤应基于年龄、患者的要求、原因和撕裂的深度合理选择手术方式。

二、肩袖全层撕裂

根据关节镜下探查发现肩袖撕裂的大小情况，将其分为小的撕裂（图 3-4-16）、中等撕裂（图 3-4-17）、大的撕裂（图 3-4-18）和巨大撕裂（图 3-4-19）。

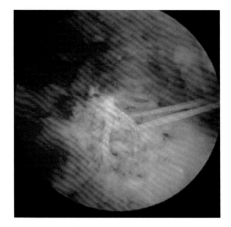

图 3-4-15 带线锚钉缝合肩袖

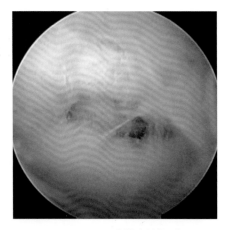

图 3-4-16 肩袖小的撕裂

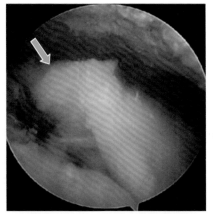

图 3-4-17 肩袖中等撕裂

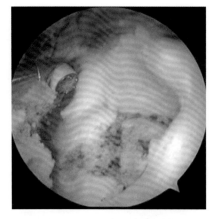

图 3-4-18 肩袖大的撕裂

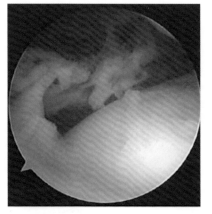

图 3-4-19 肩袖巨大撕裂

　　全关节镜下肩袖损伤修复术多采用全身麻醉。将肩关节骨性标志用记号笔标出。关节镜下肩袖损伤修复术常用的入路：后方入路作为观察入路；前侧入路作为操作入路；外侧入路用于在肩峰下间隙及肩袖手术操作。有时还会使用前上外侧入路作为辅助入路。

　　麻醉之后，在消毒之前，术者需一手持握患者患侧肘关节或上臂，完成前屈、后伸、外展/上举和内旋与外旋等动作，行手法松解，解除粘连（图3-4-20）。另一手置于患者肩胛盂处，防止关节脱位。对于怀疑骨质疏松的患者要格外小心，避免发生骨折。

　　关节镜检查肩关节腔滑膜，肱二头肌长头肌腱充血及水肿、增生及粘连或损伤等情况（图3-4-21），用刨削刀及射频清理增生肥厚的滑膜和纤维束带（图3-4-22），并修整肱二头肌长头肌腱及覆盖其上的炎性滑膜（图3-4-23）。

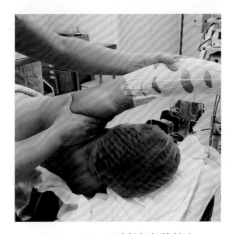

图3-4-20　手法松解解除粘连

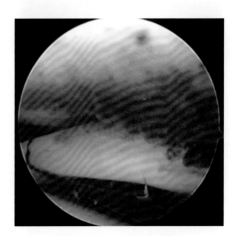

图3-4-21　关节镜下观察

肩关节腔滑膜增生，肱二头肌长头肌腱充血和纤维束带粘连

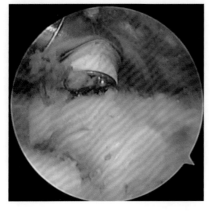

图3-4-22　清理增生肥厚的滑膜和纤维束带

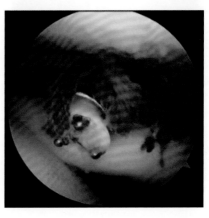

图3-4-23　射频修整肱二头肌长头肌腱及覆盖其上的充血炎性滑膜

关节镜转入肩峰下间隙，酌情行肩峰成形术（图 3-4-24）。而后首先探查肩袖损伤大小等损伤情况，必要时松解（图 3-4-25、图 3-4-26），取外侧或前外侧入路置入打孔器，于肩袖足印区中部附近打孔（图 3-4-27），其与大结节骨面呈 45°，沿孔道拧入 1 枚带线锚钉（图 3-4-28），缝合器穿过冈上肌腱将缝线引出，打结固定，缝线间距离 ≥ 10 mm，以形成足够的组织桥（图 3-4-29、图 3-4-30）。术后患者需佩戴肩关节吊带或外展支架（图 3-4-31）。

肩袖缝合锚钉固定的方法除以上单排固定外，还有双排固定和缝合桥固定技术。一般采用单排固定技术即可，双排固定技术肩袖与大结节骨创面接触较多，但是应用耗材多、费用较高，文献报道术后疗效两种方法无差异。

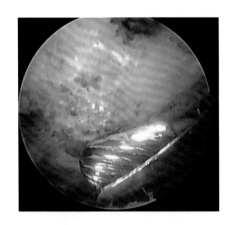

图 3-4-24　肩峰下间隙肩峰成形术

用磨钻逐渐磨削肩峰前外侧缘

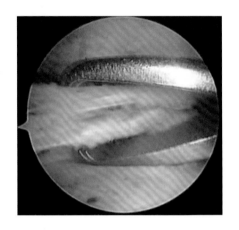

图 3-4-25　松解（一）

用抓钳牵拉肩袖组织，观察肩袖回缩情况及能否牵拉到位

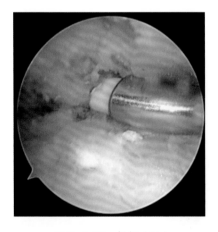

图 3-4-26　松解（二）

如有明显回缩不能牵拉到位者，则需对断裂的肩袖组织及周围软组织进行充分松解，使其可以滑动

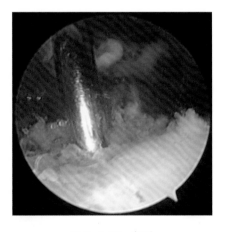

图 3-4-27　打孔

于肱骨头关节软骨边缘外侧肩袖足印区中部附近打孔

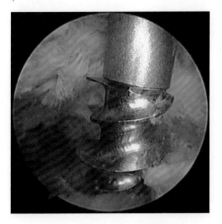

图 3-4-28　拧入带线锚钉

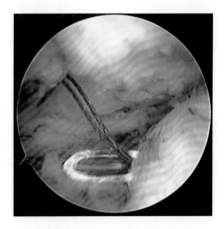

图 3-4-29　缝合肩袖裂口

缝合器穿过肩袖撕裂处的残端置入牵引线

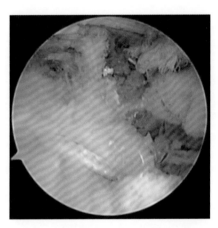

图 3-4-30　打结固定

牵引线将缝线拉入穿过肩袖，缝线两端打结，固定肩袖
损伤部位

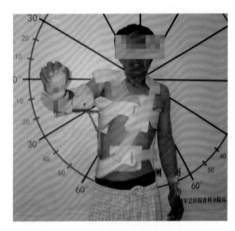

图 3-4-31　术后患者佩戴肩关节吊带或
外展支架

　　双排固定、缝合桥技术需要足够的松解，获得充足的肌腱外侧活动度，以确保能
完全覆盖肌腱止点（图 3-4-32）。去除大结节止点处残留的软组织，并适度磨除大结
节硬化层，创造利于愈合的骨床（图 3-4-33）。

　　按照从前向后的顺序植入内排锚钉（图 3-4-34，图 3-4-35）。每一枚锚钉的缝
线各自行水平褥式缝合，打结后的线尾留置备用（图 3-4-36）。整理缝线尾端，于肱
骨大结节肩袖止点外侧缘附近植入外排锚钉，分别将线尾形成交叉网状固定，将肌腱
整体压在足印区（图 3-4-37）。外展、旋前肩关节，观察修复后的肩袖与肩峰有无撞
击。术后患者需佩戴肩关节吊带或外展支架。

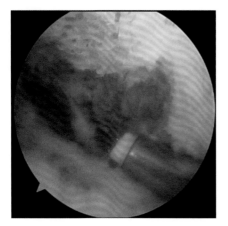

图 3-4-32　双排固定，充分松解

双排固定首先要自操作入路抓住撕裂边缘牵拉，充分松解撕裂肌腱

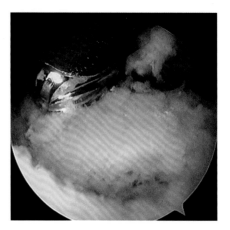

图 3-4-33　磨钻新鲜化骨床

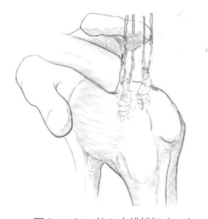

图 3-4-34　植入内排锚钉（一）

在撕裂口的前、后 1/3 处各植入 1 枚带线锚钉（示意图）

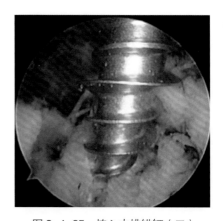

图 3-4-35　植入内排锚钉（二）

植钉点均在肱骨头关节软骨边缘外侧 5 mm 处（约为肩袖足印区内侧缘）

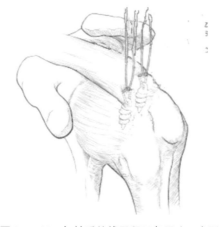

图 3-4-36　打结后的线尾留置备用（示意图）

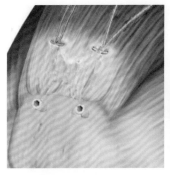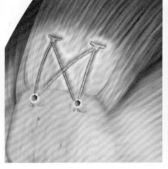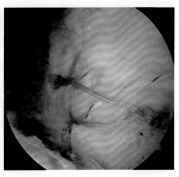

图 3-4-37　线尾形成交叉网状

三、巨大肩袖撕裂

巨大肩袖撕裂按形状可分为 3 类：新月形撕裂形成较宽的撕裂，但中央部的回缩并不严重（图 3-4-38A）；"U"形撕裂在各个方向均匀撕裂回缩（图 3-4-38B）；"L"形撕裂是横行撕裂与纵行撕裂共同出现的特殊情况（图 3-4-38C）。

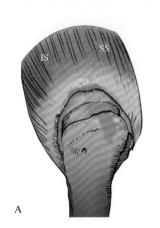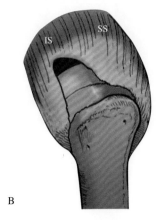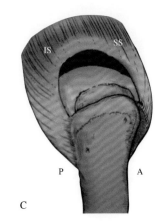

图 3-4-38　巨大肩袖撕裂示意图

A. 新月形撕裂；B. "U"形撕裂；C. "L"形撕裂

IS. 冈下肌；SS. 冈上肌；A. 前方；P. 后方

巨大肩袖撕裂后肌肉萎缩、脂肪浸润、肌腱回缩缺损，影响手术操作。如挛缩大，难以牵拉到足印区固定，锚钉可以内移至结节间沟（图 3-4-39）。此处骨质条件较好，固定效果较可靠，避免张力过大。也可应用间隔滑移技术减小张力：首先松解前侧肩袖间隙（图 3-4-40），然后松解冈上肌腱、冈下肌腱之间的间隙，松解前用缝合钩将肩袖组织边缘缝合一针，助手牵拉缝线进行肩袖松解，可使操作更加方便。

新月形撕裂可先在撕裂中段穿过缝线作为牵引线，用以克服张力（图 3-4-41），在助手持续牵拉下，于肱骨结节间沟处置入内排锚钉并缝合肌腱固定（图 3-4-42）。然后去除牵引线，植入外排锚钉，完成修复。

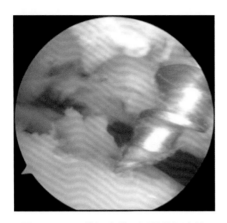

图 3-4-39　锚钉内移至近结节间沟处

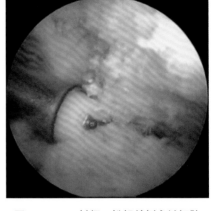

图 3-4-40　射频刀松解前侧肩袖间隙

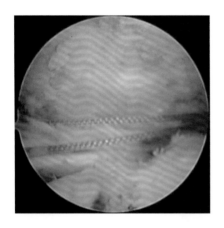

图 3-4-41　新月形撕裂牵引线

撕裂中段以褥式穿过一根 5 号爱惜邦不可吸收缝线作为
牵引

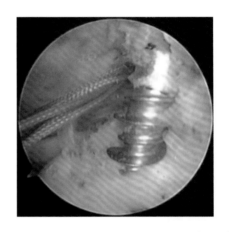

图 3-4-42　助手持续牵拉牵引线，植入内排锚钉

　　"U"形撕裂和"L"形撕裂有明显的纵向及横向肌腱回缩，应首先行边缘会聚缝合。应先行边对边缝合（图 3-4-43，图 3-4-44）。穿好缝线后，自近向远依次打结，最终变为新月形撕裂（图 3-4-45）。为避免肩袖张力过大，可适当选用多枚锚钉固定，以便分散应力，防止锚钉拔出。然后按缝线桥固定法修复肩袖损伤（方法参照本节前述）。术后患者需佩戴外展支架固定。

四、肩胛下肌损伤

　　肩胛下肌（subscapularis）位于肩胛骨前面，呈三角形。起自肩胛下窝，肌束向上经肩胛关节的前方，止于肱骨小结节。作用是使肩关节内收和旋内。向上与喙突毗邻，向内与腋动脉、臂丛神经毗邻。肩胛下肌损伤主要是外旋力与喙突下撞击；损伤区域多位于肩胛下肌附着区上半部分。单纯肩胛下肌损伤发生率＞8%，男性多于女性。

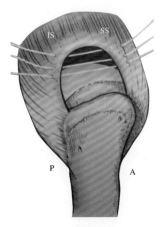

图 3-4-43 穿缝线

按先近侧后远侧的顺序，分别将缝线边对边过撕裂的
前方与后方，缝线的数量依撕裂口大小决定（示意图）
IS. 冈下肌；SS. 冈上肌；A. 前方；P. 后方

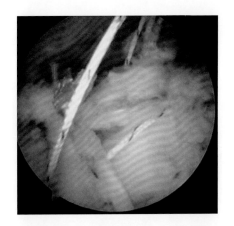

图 3-4-44 边缘会聚缝合（镜下观）

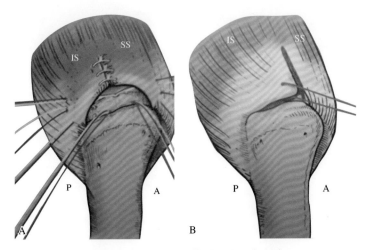

图 3-4-45 不同形状裂口的闭合方法

A. "U"形撕裂口的近端逐渐收紧闭合，U 形—V 形 –T 形（示意图）；B. 自近向远依次打结，使
"L"形撕裂口的近端逐渐收紧闭合，最终变为前后向的、狭长的新月形撕裂（示意图）
IS. 冈下肌；SS. 冈上肌；A. 前方；P. 后方

　　按照肩胛下肌损伤的 Lafosse 分型[9]，除肩胛下肌上 1/3 的部分损伤可尝试保守
治疗外，肩胛下肌上 1/3 的完全撕裂，肩胛下肌上 2/3 的完全撕裂，肩胛下肌全撕裂、
肱骨头位置好、脂肪浸润 ≤ 3 度，肩胛下肌全撕裂、肱骨头半脱位、脂肪浸润 ≥ 3
度，这几型均应积极手术治疗。

　　肩胛下肌损伤手术采用全身麻醉，沙滩椅位或侧卧体位均可。常规建立后方入路
为关节镜通道，关节镜下探查及评估肩胛下肌（图 3-4-46、图 3-4-47）。肩胛下肌止
点可借助肱二头肌长头肌腱内侧悬带结构，即由盂肱上韧带和喙肱韧带构成的逗点结

构的顶点即提示肩胛下肌的外上缘（图 3-4-48）。

　　首先使用后方观察入路置 30° 镜头观察关节整体情况。更换 70° 镜头，进一步全面探查肌腱止点（图 3-4-49）。转入肩峰下间隙，标准前外侧入路置镜（图 3-4-50），适度松解肌腱残端（图 3-4-51），小结节骨床新鲜化（图 3-4-52），从前方入路打孔（图 3-4-53）。沿孔道植入双线锚钉（图 3-4-54），前方入路缝合打结固定（图 3-4-55、图 3-4-56）。必要时植入外排锚钉，实现双排固定（图 3-4-57、图 3-4-58）。

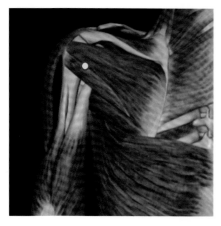

图 3-4-46　后方入路观察通道（示意图）

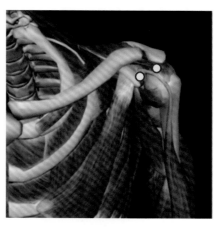

图 3-4-47　前上外侧入路和靠内的前侧入路
（示意图）

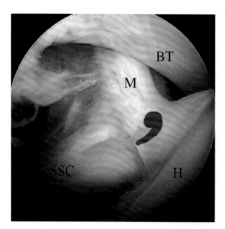

图 3-4-48　肩胛下肌止点的逗点结构

BT. 肱二头肌长头肌腱；M. 盂肱上韧带；SSC. 肩胛下肌；H. 肱骨头

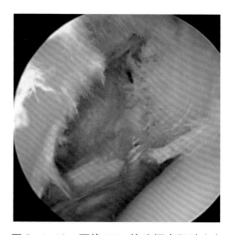

图 3-4-49　更换 70° 镜头探查肌腱止点

依据逗点结构指示的部位，更换 70° 镜头，从后方观察入路进一步全面探查肌腱止点撕裂的大小、范围和肌腱质量

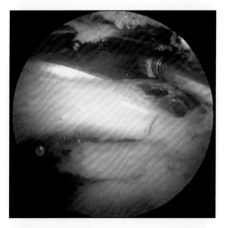

图 3-4-50　肩峰下间隙判断损伤情况

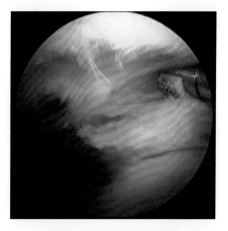

图 3-4-51　松解肌腱残端

从肩胛下肌腱的前方、上方和后方适度松解肌腱残端

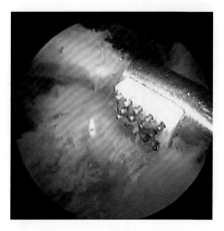

图 3-4-52　清理小结节骨床

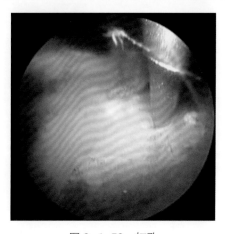

图 3-4-53　打孔

从前方入路以与骨面接近 90° 打孔

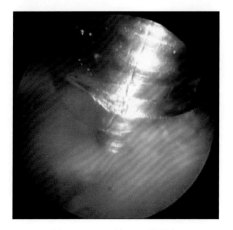

图 3-4-54　植入双线锚钉

观察孔道，确认位置良好、无骨质劈裂后，沿钻取的孔道植入双线锚钉

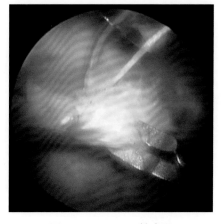

图 3-4-55　置入缝合器

前方入路进入缝合器，肩胛下肌残端过线，可由助手用抓钳拉紧肌腱残端，以便于穿透

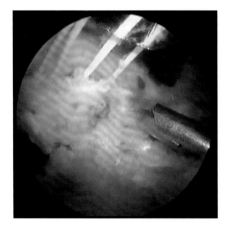

图 3-4-56　褥式缝合，打结

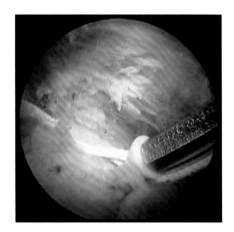

图 3-4-57　植入外排锚钉

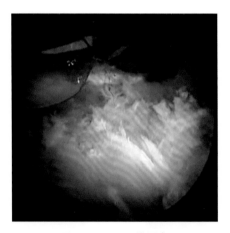

图 3-4-58　双排固定

使肩胛下肌足印区获得更好覆盖

（曲　峰　刘玉杰）

第五节　生物补片技术修复巨大肩袖撕裂

一、生物补片上关节囊重建技术

（一）概述

日本大阪大学 Teruhisa Mihata[10] 设计了上关节囊重建（superior capsule reconstruction，SCR）手术技术。他从 2005 年开始研究肩关节上关节囊对肩关节稳定的重要性，2007 年开始对患者实施 SCR 手术，并于 2013 年发表了他的研究结果：如果巨大肩袖撕裂无法修复，可用自体阔筋膜制作成补片作为移植物重建上关节囊：将补片的内侧固定在肩胛盂上缘，外侧固定在肩袖足印区，恢复肩关节的上方稳定性，使肱骨头恢复到旋转中心，从而使力偶发挥作用，恢复肩关节的功能（图 3-5-1）。

补片桥接治疗巨大肩袖撕裂手术

上关节囊重建手术技术要点

临床随访显示：对于巨大不可修复肩袖撕裂患者，SCR 技术能恢复盂肱关节的稳定性以及肩关节功能，缓解疼痛。SCR 技术为不可修复巨大肩袖撕裂的治疗提供了一种全新的理念和有效的方法。

（二）上关节囊重建手术适应证

不是所有的巨大肩袖撕裂都适合行 SCR 手术，SCR 手术适合于巨大肩袖撕裂伴有临床症状、冈上肌与冈下肌或两者都有损伤不可修复者、没有或仅有轻度盂肱骨关节炎患者。

术中应根据探查情况首先评估肩袖损伤程度，再决定是否需要进行 SCR 手术。如果挛缩的肩袖肌腱经过松解、减张处理能够进行修复，则予以修复而无须行 SCR。如果肩袖质量较差，可以先行 SCR，再行肩袖完全或部分修复。

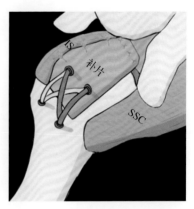

图 3-5-1　SCR 技术示意图

将补片的内侧固定在肩胛盂上缘，外侧固定在肩袖足印区

IS. 冈下肌；SSC. 肩胛下肌

术中探查确认冈上肌不可修复，如果肩胛下肌完好或可以修复，则决定做 SCR 手术；如果肩胛下肌完全无法修复，则水平力偶无法重建，不宜行 SCR 手术。

探查并修复冈下肌和小圆肌，若冈下肌不可修复，可放弃修复，但小圆肌必须修复。若小圆肌也不可修复，则不宜行 SCR 手术。SCR 不是一个孤立实施的手术，而是在部分修复基础上新增一个肱骨头稳定结构。

对于高龄、严重骨质疏松和合并全身严重疾病者，不宜选择 SCR 手术。

（三）上关节囊重建手术要点与步骤

1. 手术体位与麻醉（图 3-5-2）

2. 肩峰下减压术（图 3-5-3、图 3-5-4）

3. 肱二头肌腱的处理（图 3-5-5）

4. 肩胛盂侧与肱骨足印区骨床的准备（图 3-5-6~ 图 3-5-11）

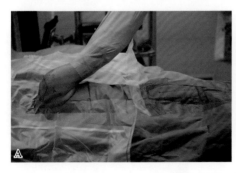
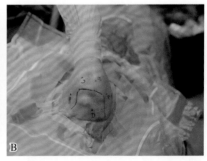

图 3-5-2　手术体位

患者采用全身麻醉并辅以臂丛麻醉，控制好血压。A. 采用斜侧卧位，患肢外展 30°、前屈 20° 牵引，牵引重量为 4~6 kg。B. 将肩关节和髋及大腿外侧消毒，铺无菌手术单，用记号笔标示手术视野与入路

A. 后方；B. 外侧；C. 前外侧；E. 前侧；D. Neviaser 入路

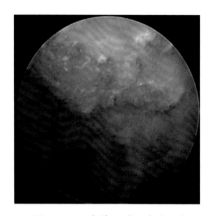

图 3-5-3　肩峰下减压术（一）

关节镜从后方入路进入肩峰下间隙，清理肩峰下滑囊，显露肩峰下骨赘和磨损的喙肩韧带

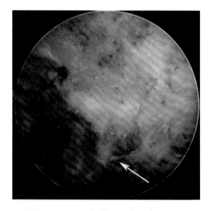

图 3-5-4　肩峰下减压术（二）

去除肩峰前侧和外侧骨赘，保留喙肩韧带（白色↑）。肩峰下减压成形术有助于改善视野，减少对补片的撞击

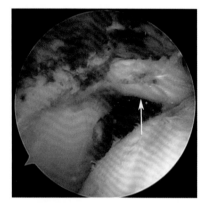

图 3-5-5　处理肱二头肌腱

肱二头肌长头肌腱损伤严重（白色↑）。老年患者可以切断，不做固定；年轻患者可以切断，将肌腱直接固定在肱二头肌腱沟或胸大肌上缘

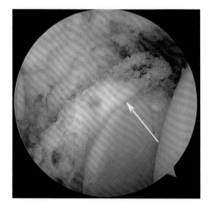

图 3-5-6　上盂唇完好者的处理

上盂唇完好者，可保留上盂唇（白色↑），在上盂唇内侧做骨质新鲜化。完整的上盂唇会对肩关节的稳定有一定帮助，但视野会变小，增加手术难度；如果采用70°镜头，则可以协助增大视野

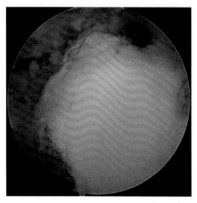

图 3-5-7　上盂唇撕裂或严重退变的处理

如果上盂唇有撕裂或严重退变，则清理肩胛盂上方的软组织，包括上盂唇

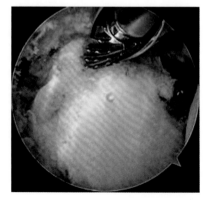

图 3-5-8　骨皮质新鲜化

露出骨皮质达喙突基底，用磨钻将骨皮质新鲜化

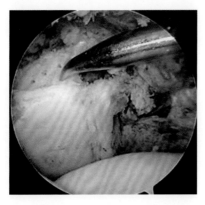

图 3-5-9 微骨折处理

年轻人的骨质坚硬，可在新鲜化区域进一步做微骨折处理，使骨髓渗出，有利于促进补片与骨质愈合。骨质疏松者可只做微骨折，而不做新鲜化，防止锚钉把持不牢固

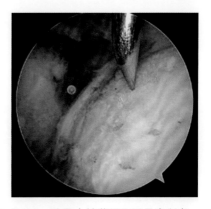

图 3-5-10 肱骨大结节足印区骨床制备

去除足印区软组织，将足印区骨赘切除，足印区新鲜化后进行微骨折处理至骨髓溢出，有助于补片与骨质愈合

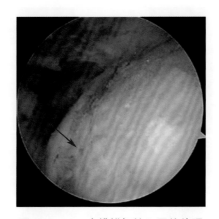

图 3-5-11 内排锚钉植入区的处理

肱骨头软骨外缘 5 mm 为内排锚钉植入区（红色↑），应避免新鲜化，以免影响锚钉的把持力度

5. **补片大小的测量与计算方法** 可通过直接测量法（图 3-5-12~ 图 3-5-14）或间接测算法（图 3-5-15~ 图 3-5-17）确定补片内外侧的长度。

补片内外侧的长度：术前先在 MRI 斜冠状位上测量足印区外缘至肩胛盂上结节的距离，预测补片内外侧长度，术中可用 PDS 线或镜下尺子直接测量或间接测算补片所需的长度与宽度，大小不合适的补片会影响手术效果。

6. **肩盂上缘植入锚钉**（图 3-5-18~ 图 3-5-22）

7. **足印区内排植钉**（图 3-5-23~ 图 3-5-25）

8. **切取自体阔筋膜制作补片**（图 3-5-26、图 3-5-27）

9. **补片的加工与制作**（图 3-5-28~ 图 3-5-32）

10. **补片入路准备**（图 3-5-33、图 3-5-34）

11. **缝线穿过补片**（图 3-5-35~ 图 3-5-38）

12. **运送补片进入肩关节腔**（图 3-5-39、图 3-5-40）

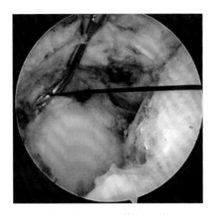

图 3-5-12　直接测量法

牵引上臂外展 20°，镜下用 PDS 线测量足印区外缘至
肩胛盂上结节的距离，此距离的数值即为补片的长度

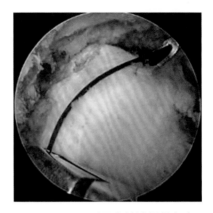

图 3-5-13　测量肩袖缺损的宽度

镜下用 PDS 线测量肩胛盂上缘肩袖前后侧缺损的宽度
（9~10 点至 13 点，右肩），所得数值即为补片的宽度

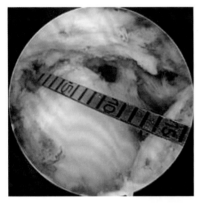

图 3-5-14　镜下尺子测量法

用镜下尺子测量上述补片所需长度与宽度

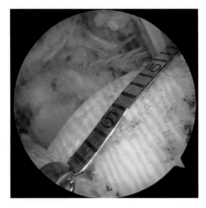

图 3-5-15　间接测算法

用镜下尺子测量足印区 2 个锚钉的间距，补片在此宽
度上再增加 10 mm，以增加补片与大结节在骨床的接
触面积

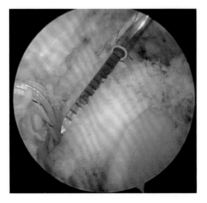

图 3-5-16　测量肩胛盂侧 2 个锚钉之间的距离

测得的距离再增加 10 mm 作为补片的宽度

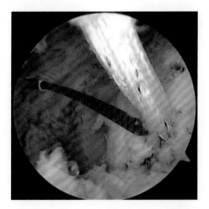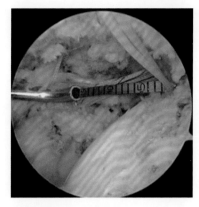

图 3-5-17 测量内侧与外侧两个锚钉之间距离

补片的内、外侧长度为此数 +20 mm

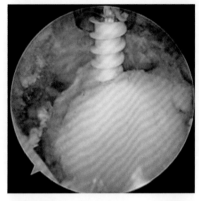

图 3-5-18 前侧入路植入 1 枚锚钉

在肩胛盂上缘植入 2 枚双线锚钉，作为固定补片内侧端，锚钉植入位置为 10~11 点及 12~13 点（右肩）。图为从前侧入路，在喙突基底盂上结节的前侧植入 1 枚 4.5 mm 固定锚钉

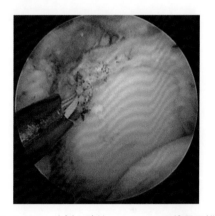

图 3-5-19 外侧入路植入 3.0 mm 双线盂唇锚钉

肩胛盂上缘后侧呈斜坡状且较薄，丝锥开孔植钉易使骨质劈裂，可从外侧入路用电钻开孔植入 3.0 mm 双线盂唇锚钉

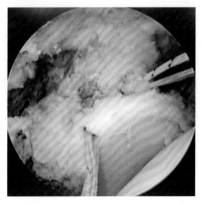

图 3-5-20 肩胛盂后上方采用外侧入路植钉

肩袖缺损较大时，肩盂上缘也可植入 3 枚双线锚钉

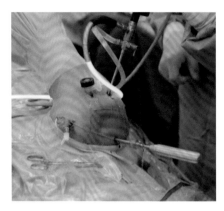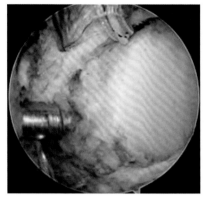

图 3-5-21　采用 Neviaser 入路植钉

直径 4.5 mm 锚钉把持力较好，但是锚钉较粗，外侧入路植钉骨质易劈裂，应选择 Neviaser 入路植钉，比较安全、可靠；保留上盂唇的病例则更应选择此入路植钉。植钉位置不宜过于靠内，以免损伤肩胛上神经；也不能过于偏外，以免锚钉从肩胛盂软骨穿出

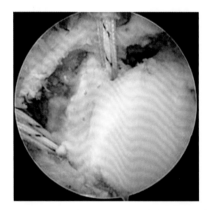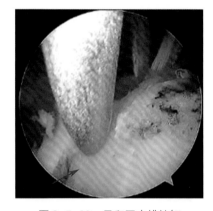

图 3-5-22　通过 Neviaser 入路在肩盂上缘植
　　　　　　入直径 4.5 mm 锚钉

图 3-5-23　足印区内排植钉

盂上植钉后，在肩袖足印区软骨缘植入 2 枚内排 4.75 mm 锚钉（BioComposite-SwiveLock C Vented；4.75 mm×19.1 mm；Arthrex），其中前侧锚钉位于结节间沟后缘，后侧锚钉位于冈下肌止点前缘，在足印区新鲜化或微骨折时，软骨外缘 5 mm 区域避免新鲜化，保留骨皮质，以增加锚钉把持力度。内排植钉区域开孔时要小心，避免保留的骨皮质崩塌，影响锚钉把持力（红色↑所指为保留骨皮质区域）

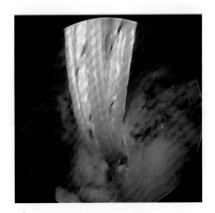

图 3-5-24 植钉

保留骨皮质植钉，可使内排锚钉有足够把持力

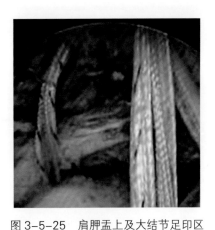

图 3-5-25 肩胛盂上及大结节足印区
内排植钉完毕

也可以先植入补片，再放置足印区内排锚钉，但补片
会影响视野，增加植钉难度

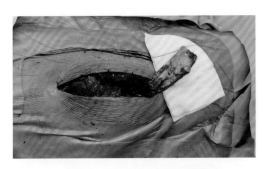

图 3-5-26 切取自体阔筋膜

在同侧髋部外侧做纵行切口，长约 12 cm，自股骨大粗隆上
方 4 cm 至下方 8 cm，取阔筋膜。长度约为术中测量的缺损
长度 2 倍再加 2 cm，平均 12 cm，宽度约为缺损宽度加 1 cm

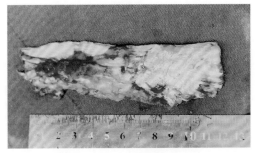

图 3-5-27 处理阔筋膜补片

小心地将阔筋膜上的脂肪和肌组织剔除干净

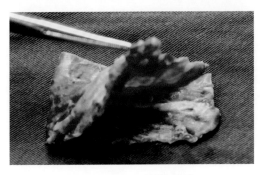

图 3-5-28 对折阔筋膜

也可以剪成两片重叠

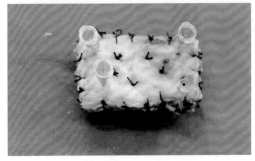

图 3-5-29 补片加工

补片对折后，四角用 16 号针头固定在小木板或塑料板
上，四边用慕丝缝线编织，补片中间也要缝两排，使
两层阔筋膜紧密贴合。补片大小为测量或计算得到的
数值，厚度需达 6~8 mm，补片一般后侧比前侧略长

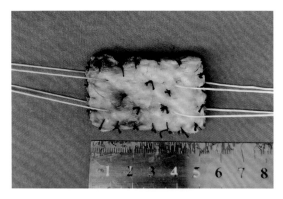

图 3-5-30　补片制作

自体阔筋膜补片需大而厚，目的是使补片广泛覆盖足印区和盂上固定区。补片后侧边比前侧略长 5 mm。如果冈下肌严重萎缩不可修复，应选更大一号的阔筋膜补片

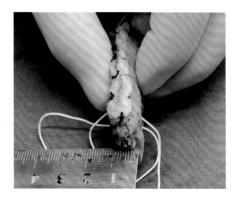

图 3-5-31　补片厚度需达 6~8 mm

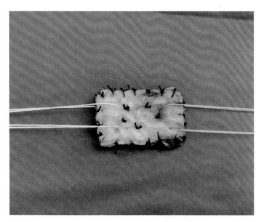

图 3-5-32　补片四角穿线

将补片的四角分别穿过一根线，作为牵引线。当补片引入关节腔时，内侧两根牵引线分别将补片拉向前侧和后侧，避免补片在关节腔内翻转。外侧两根牵引线则可将内排锚钉的四根缝线一次穿过补片拉出，方便过线。当补片进入关节腔后会影响视野，补片上的线结可作为辨认正面与反面的标记

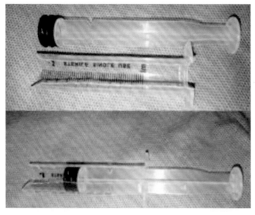

图 3-5-33　补片入路准备

扩大前外侧切口至 4 cm，将 10 ml 注射器远端剪除，侧边开槽，大小为 1 cm，插入前外侧切口，作为运送补片进入关节腔的通道

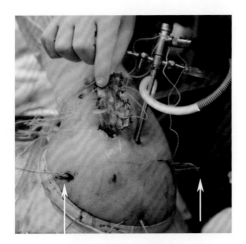

图 3-5-34 整理缝线

大结节足印区前侧内排锚钉缝线从前侧通道拉出，后侧内排锚钉缝线从后侧通道拉出（白色↑），为补片进入让路，避免缝线与补片缠绕。补片则沿侧边剪开的注射器制作的通道进入关节腔

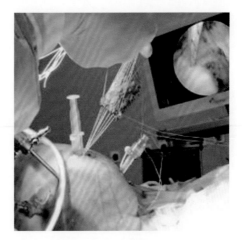

图 3-5-35 缝线穿过补片

将补片内侧按宽度八等分，将肩胛盂上 2 枚锚钉的 8 根缝线自前向后依次抽出，每次抽出一根线，在离边缘 1 cm 处依次穿过补片。缝线必须保持有序排列，避免扭曲、缠绕

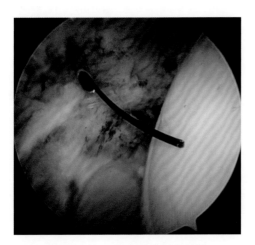

图 3-5-36 拉出前内侧牵引线

用腰穿针和 PDS 线将补片前内侧牵引线从关节腔内肩胛盂前上方拉出关节外

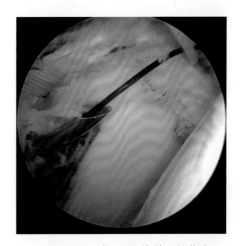

图 3-5-37 将 PDS 线送入关节腔

用腰穿针将 PDS 线从冈下肌下面、肩胛盂后上方送入关节腔备用

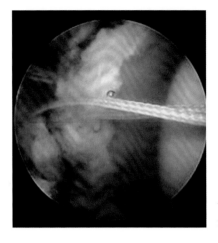

图 3-5-38　引出补片后内侧牵引线

用 PDS 线将补片后内侧牵引线从冈下肌下面、肩胛盂后上方引出关节外

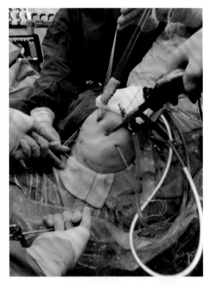

图 3-5-39　滑入补片

助手牵拉前内侧、后内侧牵引线，依次收紧缝线，将补片沿注射器滑槽牵入关节腔内，同时不断拉动前、后内侧牵引线，帮助补片滑入。如果补片过大，可以撤除注射器槽，直接将补片送入关节腔。此时前、后两根牵引线非常重要，不但可以帮助补片滑入关节腔，还可以防止补片在腔内翻转。一旦补片翻转，术者会多次翻动补片进行辨识，可能会造成补片损伤，甚至诸多缝线绞在一起，导致手术进行困难

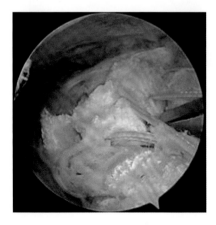

图 3-5-40　补片进入关节腔

用牵引线将补片全部顺利拉入关节腔。此时，前外侧切口换成 8 mm 大套管，缝两针缩小切口，防止漏水

13. 固定补片内侧端（图 3-5-41~ 图 3-5-47）

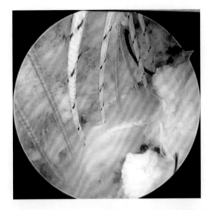 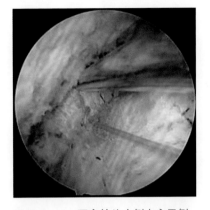

图 3-5-41　理顺上肩盂锚钉的 8 根缝线

上肩盂锚钉的 8 根缝线需理顺相应的缝线端，依次收紧，确保每根缝线能沿锚钉滑动，避免缝线扭曲、缠绕在补片下

图 3-5-42　固定补片内侧在肩盂侧

采用缝线两两打结的方法，将补片内侧固定在肩盂侧，单独 2 根缝线打结可使补片与骨面贴合更加紧密，可防止"狗耳朵"现象，4 个线结之间应力分布会更均匀

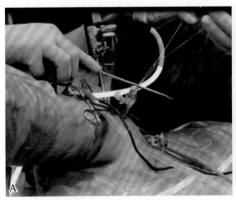 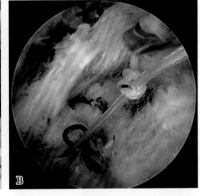

图 3-5-43　Double-Pulley 技术固定补片内侧端

A. 缝线两两打结；B. Double-Pulley 技术固定补片内侧端

如果使用 Double-Pulley 技术固定补片内侧端，则最好将前侧和后侧各 2 根缝线两两打结固定好后，再将中间的 4 根缝线采用 Double-Pulley 技术固定。如果 8 根缝线均采用 Double-Pulley 技术，则因为补片较厚、视野不好，补片搅动，操作困难，且打结时缝线和锚钉成角过大，"滑轮"阻力大，容易打结不紧

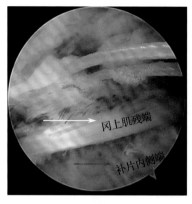 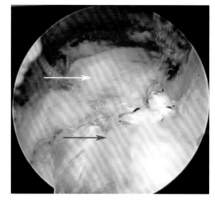

图 3-5-44　缝线两两打结固定

缝线两两打结固定的另一好处是留下分布均匀的缝线，可将这些打完结的缝线穿过冈上肌残端，将补片内侧端与冈上肌残端缝合，增加补片内侧固定的强度（图 3-5-45、图 3-5-46），还可以减少补片内侧固定缝线失效的风险，有利于冈上肌与补片愈合（白色↑所指为冈上肌残端，红色↑所指为补片）

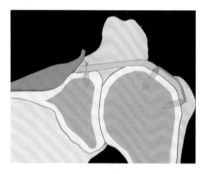 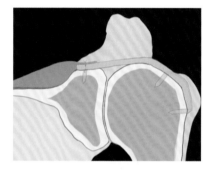

图 3-5-45　SCR 示意图：常规补片与冈上肌残端不缝合

图 3-5-46　冈上肌残端与补片缝合增加内侧固定强度

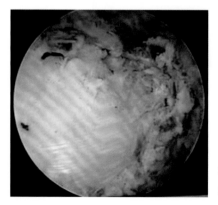

图 3-5-47　边对边缝合补片与肩袖间隙组织

如果肩袖间隙的组织尚存，则可将补片与肩袖间隙组织进行边对边缝合。但不能将补片与肩胛下肌缝合

　　前、后侧牵引线的处理：可利用后侧牵引线与冈下肌缝合。如果冈下肌回缩至肩胛盂后方，经过松解仍张力过大无法修复者，则可利用后侧牵引线将补片与冈下肌残端做端对端缝合。抽除前侧牵引线。

14. 补片外侧端固定（图3-5-48~ 图3-5-54）

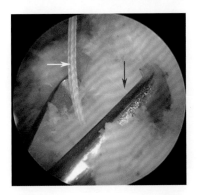

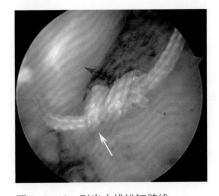

图3-5-48　利用补片外侧牵引线将内排过线

补片引入肩峰下间隙后影响镜下视野，使内排过线变得困难，此时外侧2根牵引线将发挥作用：利用补片外侧牵引线将内排过线（红色↑所指为补片外侧上表面，白色↑所指为补片外侧上表面牵引线）

图3-5-49　引出内排锚钉缝线

将补片下方的外侧牵引线一端拉至前外侧套管外面，然后将足印区内排锚钉的4根缝线也引至同一套管外，牵引线的下端缝线打几个结撑开通道，方便过线（红色↑所指为补片外侧下表面，白色↑所指为补片外侧下表面牵引线）

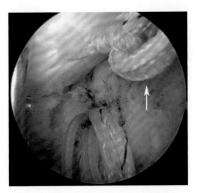

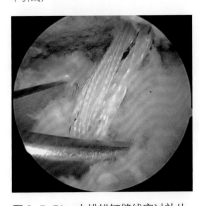

图3-5-50　牵引内排锚钉缝线

用牵引线的下端扎牢4根内排锚钉线头，牵拉牵引线另一头（图3-5-48），使4根线同时穿过补片（白色↑所指为等待过线的内排线头）

图3-5-51　内排锚钉缝线穿过补片

利用牵引线将内排锚钉的4根缝线一次穿过补片。因为牵引线是预先穿在补片内排最佳过线点，这样内排锚钉的过线就变得方便而准确

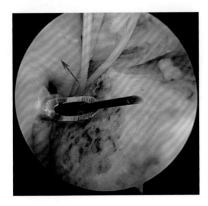

图3-5-52　利用过线器内排过线

也可以利用过线器帮助内排过线，但肩峰下视野不佳，不易找准最佳过线位置，而过线位置会影响补片的张力（红色↑所指为补片外侧下表面）

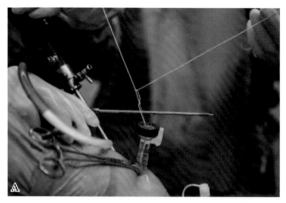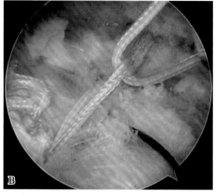

图 3-5-53　Double-Pulley 结合 SpeedBridge 技术固定补片外侧端

A. 将 2 枚内排 SwiveLock 锚钉中的 4 根小线引出套管外，2 根不同颜色的缝线在体外打结；B. 另 2 根不同颜色的缝线收紧后在腔内打结

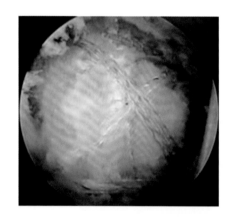

图 3-5-54　SpeedBridge 技术固定补片外侧端

锚钉的另外 4 根粗线则采用 SpeedBridge（快速缝线桥）技术固定补片外侧端，该技术可使补片与骨面之间接触面更大，压配更加紧密。在上臂外展 20° 左右固定补片和调整张力，此角度补片张力最合适。补片张力过大，易撕裂；张力过小，补片下压肱骨头的力量会减弱

15. 补片与冈下肌边对边缝合（图 3-5-55）

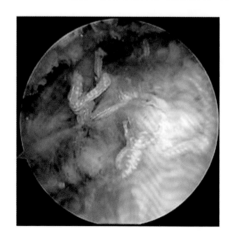

图 3-5-55　补片与冈下肌边对边缝合

补片内、外侧固定完毕以后，再将补片与冈下肌做边对边缝合。如果先做边对边缝合，再做补片外侧固定，则有可能导致补片产生褶皱，而使缝合处应力分布不均

16. 探查补片（图 3-5-56、图 3-5-57）

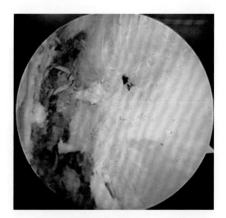
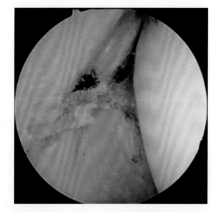

图 3-5-56 探查补片上表面　　　　　图 3-5-57 探查补片下表面

检查并清理肩峰下间隙，探查补片上表面，补片覆盖　将关节腔内的磨屑组织冲洗清理干净。检查补片下表

了肩关节上方的缺损区　　　　　　　　　　　　面，补片已经重建和覆盖了肩关节上方

17. 术后处理

肩关节外展固定 6 周，可以进行肘关节屈伸活动功能练习，防止肘关节僵硬。6 周后去掉支具进行被动抬举和内、外旋转活动。4 个月内避免主动过顶活动。4 个月后开始进行主动过顶活动和轻柔的肌力训练。半年后可逐渐增加活动量，术后 1 年不限制活动（图 3-5-58）。

梅奥诊所的动物研究显示：移植物的血管化在术后 3～4 个月最脆弱，过激康复训练易使补片撕裂，所以术后 4 个月开始主动活动和力量训练比较安全。

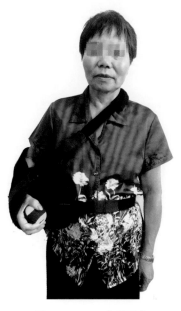

图 3-5-58 术后固定

上关节囊重建典型病例（图 3-5-59~ 图 3-5-70）：

某患者，男性，58 岁，渔民。40 天前出海捕鱼，船上作业时跌倒，左肩着地，从此左臂无法抬起，左肩夜间疼痛导致睡眠障碍。既往有左肩断续疼痛数年。体格检查发现左臂前屈不能超过 20°，外展不能超过 45°。诊断：左侧巨大肩袖撕裂伴假性瘫痪。

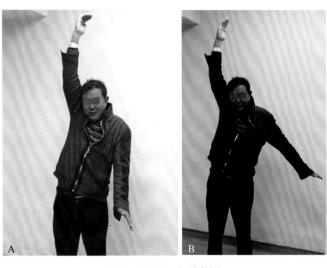

图 3-5-59　典型病例

A. 患者左臂前屈不能超过 20°；B. 左臂主动外展不能超过 45°

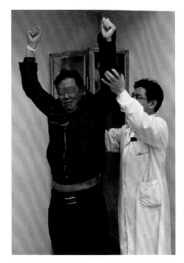

图 3-5-60　左臂被动活动度正常但手臂无法保持在上举位而坠落

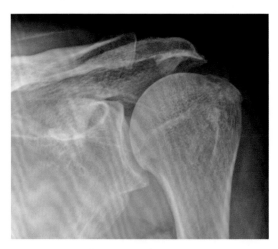

图 3-5-61　术前 X 线检查显示肩峰下巨大骨赘

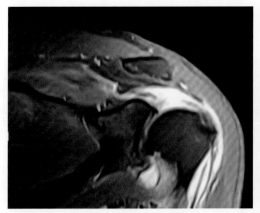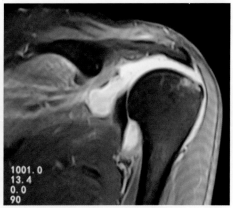

图 3-5-62 术前 MRI 斜冠状位图像

显示冈上肌、冈下肌回缩至肩胛盂后，并有萎缩和脂肪化

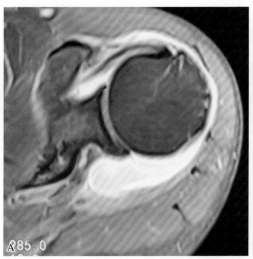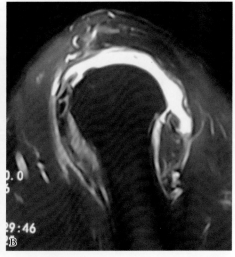

图 3-5-63 术前 MRI 图像

A. 横断位显示冈下肌回缩至肩胛盂后；B. 斜矢状位显示肩袖撕裂的大小

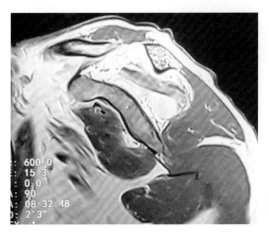

图 3-5-64 术前 MRI 斜矢状位图像

显示冈上肌、冈下肌萎缩情况

SCR 术后的 3 天、2 个月、6 个月、12 个月、24 个月的系列 MRI 记录了 SCR 补片的演变过程（图 3-5-65~ 图 3-5-70）。

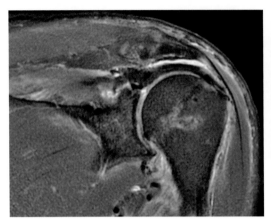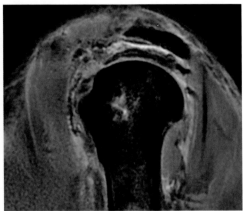

图 3-5-65　SCR 术后 3 天 MRI 图像

显示上关节囊重建的补片位置良好

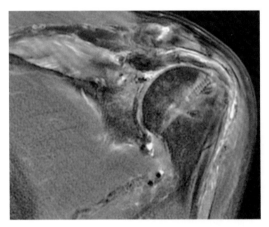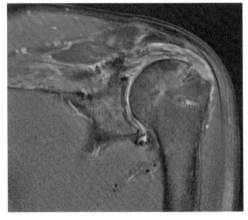

图 3-5-66　SCR 术后 2 个月 MRI 图像

补片开始重塑

图 3-5-67　SCR 术后 6 个月 MRI 图像

补片开始愈合

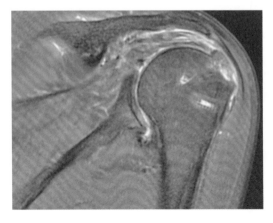

图 3-5-68　SCR 术后 12 个月 MRI 图像

补片愈合重塑

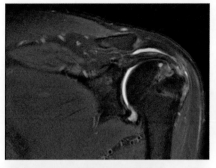
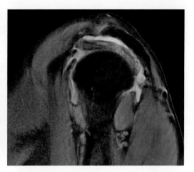
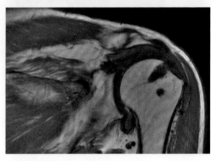

图 3-5-69　SCR 术后 24 个月 MRI 图像

补片重塑完成并接近正常的肩峰下间隙

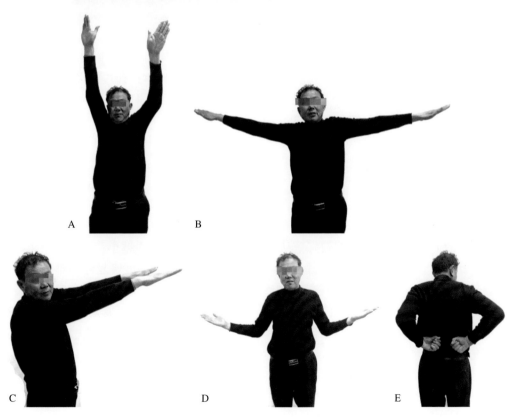

图 3-5-70　SCR 术后 12 个月

A. 上举；B. 外展；C. 前屈；D. 旋外；E. 内旋

左肩关节无疼痛，各个方向活动功能好，术后 8 个月恢复船上工作

二、补片桥接技术修复巨大肩袖损伤

（一）概述

补片桥接技术是指将补片一端缝合在冈上肌腱残端，另一端固定在肱骨大结节足印区来修复巨大肩袖撕裂的技术（图 3-5-71）。补片桥接技术与将补片固定在肩胛盂上的上关节囊重建（SCR）技术在理念上完全不同，前者是肩关节上方稳定性的解剖重建和动力重建；后者则是力学重建和静力重建（图 3-5-72）。

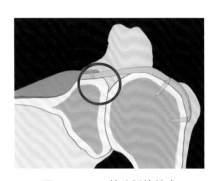

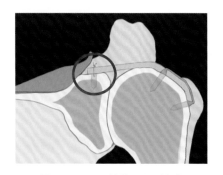

图 3-5-71　补片桥接技术

将补片内侧缝合在冈上肌腱残端、外侧固定在足印区

图 3-5-72　补片 SCR 技术

将补片内侧固定在肩胛盂上缘、外侧固定在足印区

Daisuke Mori[11、12] 报道，一组各 24 例，对轻度脂肪化（Goutallier 1~2 级）的巨大肩袖撕裂患者行补片桥接与部分修复的对比研究，结果显示：补片桥接组临床疗效明显优于部分修复组，且冈下肌的再撕裂率从部分修复组的 41.7% 下降到桥接组的 8.3%。但在重度脂肪化（Goutallier 3~4 级）的对比研究中，两组没有差异。Jong Ok Kim[13] 等在 17 例兔子的真皮补片桥接修复肩袖的动物实验中，证实了肌腱细胞长入到真皮补片中，形成类肌腱组织。如果手术适应证选择合适，补片桥接技术能取得较好的临床效果。

笔者采用补片桥接技术治疗巨大肩袖撕裂的手术适应证需同时具备如下条件：肌肉轻度脂肪化，肱骨头无或轻微上移的 Hamada 1 型；肩胛下肌和冈下肌完整或被修复后剩下的 U 形肩袖缺损；有较好依从性的年轻患者。U 形缺损越小，临床效果越好。

不管术前计划如何，对于大部分患者来说，肩袖撕裂的不可修复性很难被预测，只能通过仔细的诊断性关节镜检查来确诊，有的术前认为很难修复的巨大肩袖撕裂，通过充分松解或减张很容易被修复。所以，巨大肩袖撕裂最终能否修复以及采用 SCR 技术还是补片桥接技术或其他更合适的术式，大多只能在术中根据情况决定，但术前需做充分准备。

（二）补片桥接技术手术步骤

以一名患者为例，将补片桥接技术手术步骤介绍如下。

【典型病例】某患者，女性，58 岁，一次车祸诱发右肩关节疼痛 2 个月，右上肢肌力弱，上举困难，磁共振成像显示：冈上肌和冈下肌撕裂，回缩至肩胛盂水平，肱骨头上移不明显、冈上肌轻度脂肪化（图 3-5-73~ 图 3-5-77）。

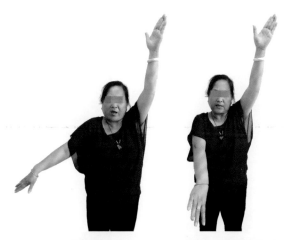

图 3-5-73 右臂主动外展 45°、前屈 20°，但被动活动度正常

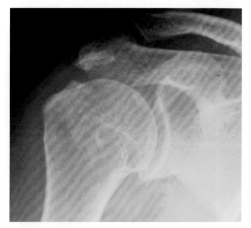

图 3-5-74 术前 X 线图像

肩峰下间隙狭窄，肩峰与肱骨头撞击伴骨赘

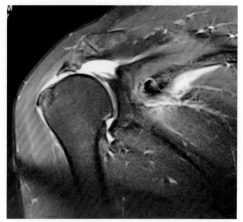

图 3-5-75 术前 MRI 斜冠状位图像

冈上肌撕裂，回缩至肩胛盂水平

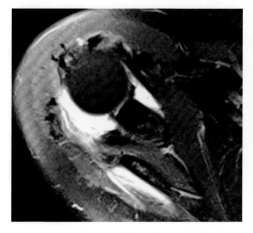

图 3-5-76 术前横轴位 MRI 图像

冈下肌撕裂并回缩至肩胛盂水平

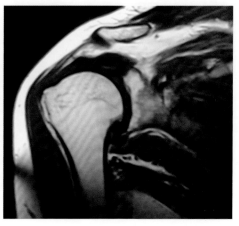

图 3-5-77 术前斜冠状位 MRI 图像

冈上肌轻微脂肪化

补片桥接技术手术步骤（图 3-5-78~ 图 3-5-102）：体位、麻醉、手术入路和肩峰成形术同 SCR（略）。

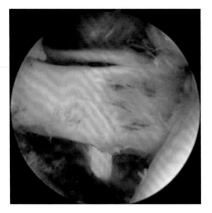

图 3-5-78　肱二头肌长头肌腱磨损

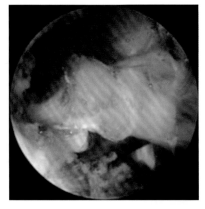

图 3-5-79　切断肱二头肌长头肌腱

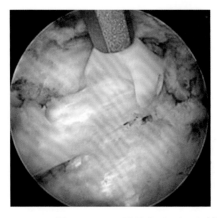

图 3-5-80　采用 SwiveLock 锚钉将肱二头肌长头肌腱固定于胸大肌上缘

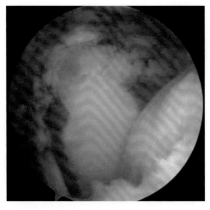

图 3-5-81　外侧入路观察

发现冈上肌、冈下肌均回缩至肩胛盂后

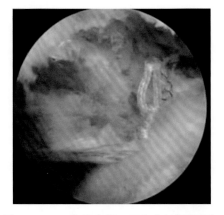

图 3-5-82　修复肩胛下肌和肩袖间隙组织

采用补片桥接的病例必须修复肩袖间隙组织，以便为补片提供前方附着点

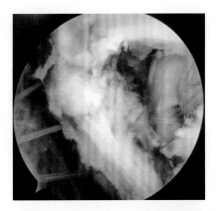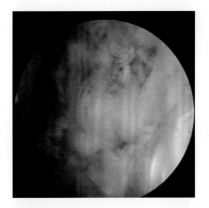

图 3-5-83 单排修复冈下肌

冈下肌为补片提供后方附着点，修复冈下肌时必须保持低张力，张力过高将导致修复失败，最终导致补片撕裂，重建失败

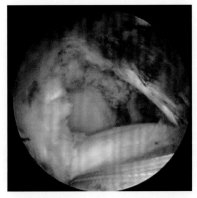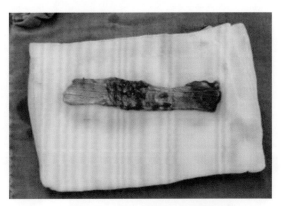

图 3-5-84 U 形肩袖缺损

肩袖部分修复以后，冈上肌无法修复，留下的 U 形肩袖缺损

图 3-5-85 同侧髋部取出阔筋膜

PDS 线测量肩袖缺损的尺寸，同侧髋部取出阔筋膜：方法和部位同 SCR

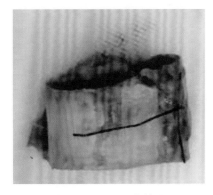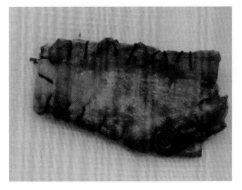

图 3-5-86 制作补片

按照测得肩袖缺损的数据，在筋膜的四边和足印区的外侧端再各多取 5 mm，其目的是使补片四边缝合固定后保持合适的张力

图 3-5-87 缝合

采用 2 号爱惜康慕丝线缝合筋膜的四边

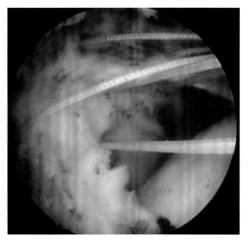

图 3-5-88　预置缝线

在冈上肌残端的前、中、后侧各预置一根缝线。一般缺损越大，预置缝线越多。将缝线关节侧一端从前外侧切口引出体外，预先依次穿过补片

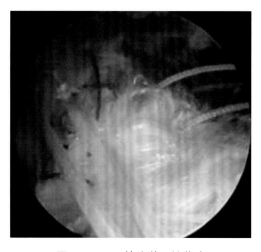

图 3-5-89　补片送入关节腔

用侧方开口的 10 ml 注射器或足够大的套管将补片送入关节腔。如果补片过大，可在皮下扩大通道，撤除套管，直接将补片送入关节腔

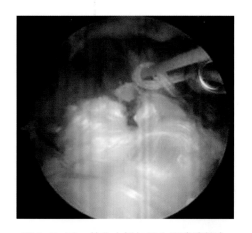

图 3-5-90　补片内侧与冈上肌残端缝合

补片内侧与冈上肌残端采用端对端缝合固定。冈上肌残端的瘢痕与缺血组织需清理，以增加吻合端的血运，有利于补片的愈合

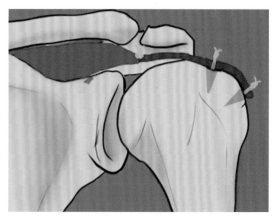

图 3-5-91　补片与冈上肌腱桥接缝合示意图

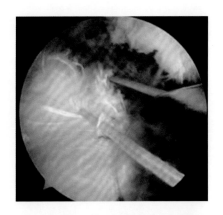

图 3-5-92　补片前侧与肩袖间隙组织缝合

肩袖间隙组织为补片提供前方附着点

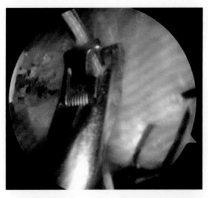

图 3-5-93　补片后侧与冈下肌缝合

补片后侧必须与冈下肌做边对边缝合。这种"补丁"式的肩袖桥接补片需要四边都被固定，才能增加补片的力学稳定性，促进愈合

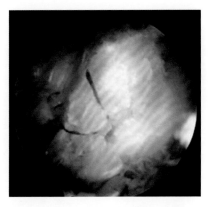

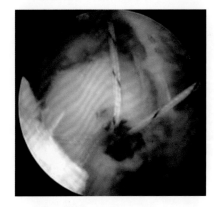

图 3-5-94　补片在足印区的固定

足印区需要新鲜化（步骤同 SCR）。补片足印区的固定可采用单排或缝线桥技术固定。固定补片外侧时上臂外展 10°~20°，比 SCR 手术角度更小，以便将补片低张力固定

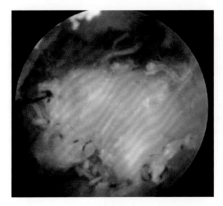

图 3-5-95　补片桥接手术完毕探查

肩袖缺损区被阔筋膜以"补丁"形式修复，"补丁"的四边都需要有附着点，探查其张力情况

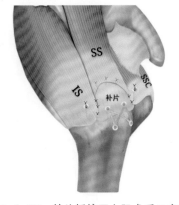

图 3-5-96　补片桥接冈上肌术后示意图

补片内侧桥接冈上肌，前侧与肩袖间隙组织缝合，后侧与冈下肌缝合，外侧固定在肩袖足印区

IS. 冈下肌；SS. 冈上肌；SSC. 肩胛下肌

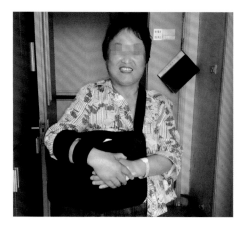

图 3-5-97　术后外展固定 6 周

6 周后才开始被动锻炼，具体同 SCR（略）

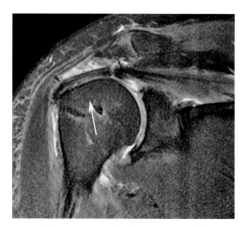

图 3-5-98　术后 3 天 MRI 图像

补片桥接冈上肌位置良好（白色↑所指为桥接补片）

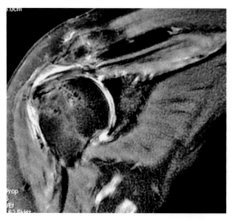

图 3-5-99　术后 2 个月 MRI 图像

补片与冈上肌开始出现愈合，此时不可激进康复

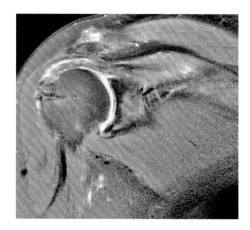

图 3-5-100　术后 6 个月 MRI 图像

补片与冈上肌已经愈合重塑

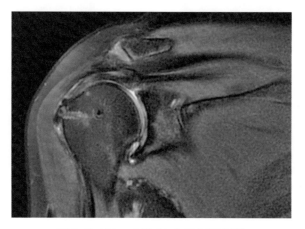

图 3-5-101　术后 36 个月 MRI 图像

补片与肩袖桥接端及足印区在影像学上有很好的愈合

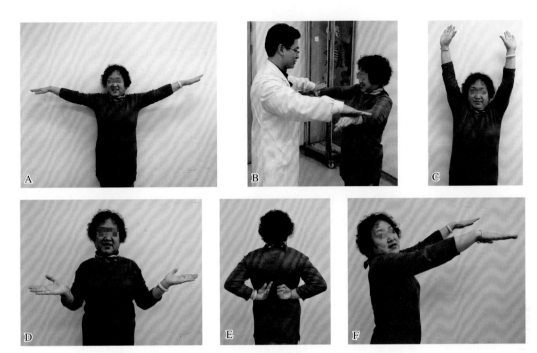

图 3-5-102　患者补片桥接冈上肌术后 8 个月

A. 外展；B. 肌力测定；C. 上举；D. 外旋；E. 内旋；F. 前屈

基本恢复肩关节的各个方向活动功能，无疼痛，肌力接近正常，肩关节功能良好

（丁少华）

参考文献

[1] Zumstein M A, Jost B, Hempel J, et al.The clinical and structural long-term results of open repair of massive tears of the rotator cuff. Am J Bone Joint Surg, 2008, 90(11): 2423-2431.

[2] Robert Z T. Epidemiology, natural history, and indications for treatment of rotator cuff tears. Clin Sports Med, 2012, 31(4): 589-604.

[3] Tao H, Jian L, Yupeng M, et al. Diagnostic accuracy of MRA and MRI for the bursal-sided partial-thickness rotator cuff tears: a meta-analysis. J Orthop Surg Res, 2019, 14(5): 69-72.

[4] Konstantin K, Mary B, José G R, et al. Quantitative assessment of the supraspinatus tendon on MRI using T2/T2* mapping and shear-wave ultrasound elastography: a pilot study. Skeletal radiology, 2017, 46(2): 191-199.

[5] Andrew K T, Patrick H L, Judie R W, et al. Ultrasound determination of rotator cuff tear

repairability. Shoulder & Elbow, 2016, 8(1): 14–21.

[6] Lee K W,Yang D S,Chun T J, et al. A comparison of conventional ultrasonography and arthrosonography in the assessment of cuff integrity after rotator cuff repair. Clin orthop surg, 2014, 6(3): 336–342.

[7] Kim J H, Min Y K, Gwak H C, et al. Rotator cuff tear incidence association with critical shoulder angle and subacromial osteophytes. J Shoulder Elbow surg, 2019, 28(3): 470–475.

[8] Neer C S. Anterior acromioplasty for the chronic impingement syndrome in the shoulder: a preliminary report. Am J Bone Joint surg, 1972, 54(1): 41–50.

[9] Lafosse L, Reiland Y, Baier G P, et al. Anterior and posterior instability of the long head of the biceps tendon in rotator cuff tears: a new classification based on arthroscopic observations. Arthroscopy, 2007, 23(1): 73–80.

[10] Teruhisa M, Thay Q L, Chisato W. Clinical results of arthroscopic superior capsule reconstruction for irreparable rotator cuff tears. Arthroscopy, 2013, 29(3): 459–470.

[11] Daisuke M, Noboru F, Fumiharu Y. Arthroscopic surgery of irreparable large or massive rotator cuff tears with low-grade fatty degeneration of the infraspinatus: Patch autograft procedure versus partial repair procedure. Arthroscopy, 2013, 29(12): 1911–1921.

[12] Daisuke M, Noboru F, Fumiharu Y. Effect of fatty degeneration of the infraspinatus on the efficacy of arthroscopic patch autograft procedure for large to massive rotator cuff tears. Am J Sports Med, 2015, 43(5): 1108–1117.

[13] Jong O K, Jong H L, Kwang S K. Rotator cuff bridging repair using acellular dermal matrix in large to massive rotator cuff tears: histologic and clinical analysis. J Shoulder Elbow Surg, 2017, 26: 1897–1907.

第四章 肩关节前方不稳

第一节 概 述

一、肩关节前方不稳的分型

肩关节前方不稳主要为盂唇韧带复合体的损伤，临床上常分为 Bankart 损伤、骨性 Bankart 损伤、Perthes 损伤、ALPSA（anterior labroligamentous periosteal sleeve avulsion）损伤、GLAD（glenolabral articular disruption）损伤、HAGL（humeral avulsion of the glenohumeral ligaments）损伤等[1]（图 4-1-1~图 4-1-6）。

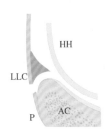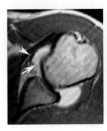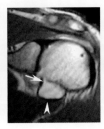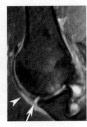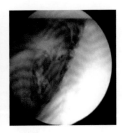

图 4-1-1 Bankart 损伤

前下盂唇韧带复合体自关节盂边缘完全离断，伴有邻近关节囊骨膜的破裂。唇部完全与关节盂边缘分离并向关节间隙移位。MRI/CT 关节影像可见造影剂进入关节盂和唇之间

AC. 关节软骨；LLC. 盂唇韧带复合体；HH. 肱骨头；P. 关节囊骨膜

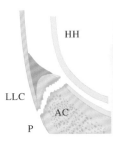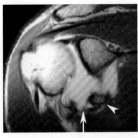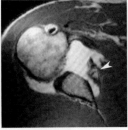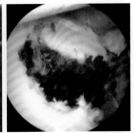

图 4-1-2 骨性 Bankart 损伤

前下关节盂边缘的撕脱骨折。盂唇韧带复合体附着于破裂的边缘

AC. 关节软骨；LLC. 盂唇韧带复合体；HH. 肱骨头；P. 关节囊骨膜

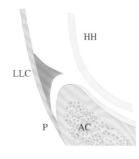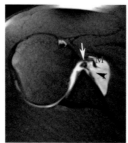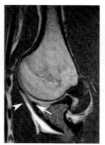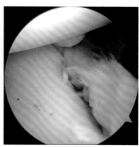

图 4-1-3　Perthes 损伤

前下关节盂唇自关节边缘撕脱伴骨膜完整，后者可阻止盂唇移位。MRI/CT 关节图像可显示完整的骨膜，表现为附着于骨和唇部的线性结构

AC. 关节软骨；LLC. 盂唇韧带复合体；HH. 肱骨头；P. 关节囊骨膜

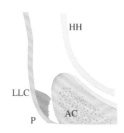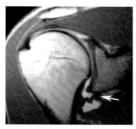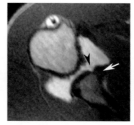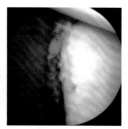

图 4-1-4　ALPSA 损伤

前盂唇韧带骨膜撕脱伤。前下唇自关节盂边缘撕脱伴骨膜剥脱和整个盂肱下韧带复合体移位至囊颈部。MRI 显示破损的盂唇韧带复合体移位（向内或向下）

AC. 关节软骨；LLC. 盂唇韧带复合体；HH. 肱骨头；P. 关节囊骨膜

　　ALPSA 损伤发生于慢性不稳，原因是移位的盂唇韧带复合体可由于瘢痕和滑膜化而被固定于囊颈部。外侧撕裂和软骨损伤可通过 MRA 或 CTA 鉴别诊断。多数病例的发生机制不是肩关节脱位，而是自外展外旋位的内收性损伤。由于盂肱下韧带复合体的连续性被保留，此型为稳定性损伤。

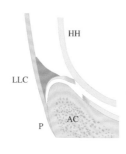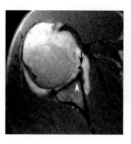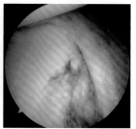

图 4-1-5　GLAD 损伤

肩关节盂唇断裂伤，前下盂唇的表面撕裂，相应部位的关节盂软骨损伤

AC. 关节软骨；LLC. 盂唇韧带复合体；HH. 肱骨头；P. 关节囊骨膜

HAGL 损伤 MRI 斜冠状位显示撕裂的盂肱下韧带呈"J"形，盂肱下韧带与肱骨连接处水肿信号（图 4-1-6）。

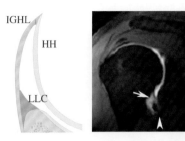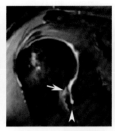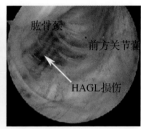

图 4-1-6　HAGL 损伤

盂肱韧带的肱骨侧撕脱，盂肱下韧带自其肱骨附着处撕脱

LLC. 盂唇韧带复合体；HH. 肱骨头；IGHL. 盂肱下韧带

二、骨性 Bankart 损伤

（一）骨性 Bankart 损伤分类

骨性 Bankart 损伤常见于肩关节创伤性前脱位或前下脱位，占盂肱关节创伤性不稳的 5.4%~70%[2-4]。多数学者认为损伤在 3 个月内的为急性盂肱关节脱位合并前方盂缘骨折。Porcellin[2] 将骨性 Bankart 损伤分为急性与慢性损伤，病程少于 3 个月者为急性损伤，超过 3 个月者为慢性损伤。慢性骨性 Bankart 损伤多见于复发性盂肱关节脱位，前方骨折块吸收造成骨缺损。Sugaya 等[5] 认为对于慢性损伤，通过手术可以保留骨块，术后不易脱位。如果骨折块吸收缺损，术后易发生再脱位[6-8]。

急性骨性 Bankart 损伤早期诊断困难，X 线片常无法显示前方骨块（图 4-1-7），如发生一过性肩关节脱位，一定要排除是否存在骨性 Bankart 损伤，CT 三维重建（图 4-1-8）或 MRI（图 4-1-9）有助于明确诊断。

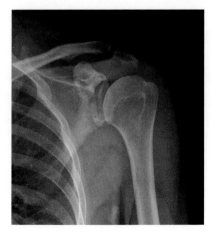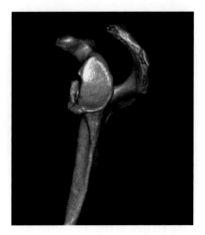

图 4-1-7　左肩关节 X 线片　　　　　图 4-1-8　左肩关节 CT 三维重建图像

提示前方骨性 Bankart 损伤，骨折块没有吸收

Bigliani[9]根据骨性 Bankart 损伤中骨折块的情况，将其分为 3 型。Ⅰ型：骨折块与关节盂分离，没有接连；Ⅱ型：骨折块与关节盂非解剖位接连；Ⅲ型：分两个亚型，即Ⅲ A 型，前方盂唇磨损小于 25%，Ⅲ B 型，前方盂唇磨损大于 25%（图 4-1-10）。

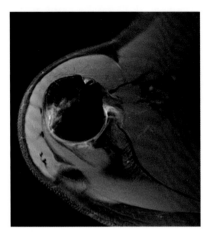

图 4-1-9　右肩关节 MRI 图像

提示前方 Bankart 损伤和后方肱骨头骨髓水肿

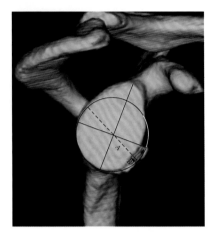

图 4-1-10　计算骨缺损程度

B/（A+B）×100，B 为前方骨缺损的最大值，A+B 为关节盂的直径

2014 年，Kim[10]根据 CT 三维重建检查显示骨折块大小，将骨性 Bankart 损伤分为 3 型：骨块小于肩盂宽度的 12.5% 为轻度损伤；骨块介于肩盂宽度的 12.5%~25% 为中度损伤；骨块大于肩盂宽度的 25% 为重度损伤。对于轻度损伤，因骨折不影响肩盂的稳定性，建议镜下盂唇修补即可，可以不强求骨块复位；对于中度损伤，要求骨块复位，达到骨块移位小于 2 mm 的标准；对于重度损伤，用自体或异体骨块游离移植行肩盂重建术或 Bristow-Latarjet 手术。

（二）骨性 Bankart 损伤治疗方法

随着肩关节镜技术的发展，1998 年 Cameron[11]率先描述关节镜行盂唇骨折复位固定术。2002 年 Porcellin 等[3]报道采用单排锚钉固定技术治疗骨性 Bankart 损伤取得了良好效果。目前可以修复的骨缺损范围达关节盂宽度的 11.4%~49%。

采用锚钉固定缝合技术修复骨性 Bankart 损伤有单排锚钉固定缝合法、双排锚钉缝合法、桥式双排锚钉缝合法[3, 12]。3 种手术方法均可达到良好的效果，但桥式双排锚钉缝合法或双排锚钉缝合法只适用骨折块较大的 Bankart 损伤，对骨折块小的 Bankart 损伤，用单排锚钉固定缝合法简单、实用，故认为单排锚钉固定缝合法治疗急性 Bankart 损伤效果良好。

Yamamoto[12]的生物力学研究认为肩盂骨缺损 4 mm 与正常肩盂力学稳定性无差异，但对于肩盂骨折超过 6 mm（约为关节盂直径的 20%）的骨质缺损，与正常关节盂稳定性有明显差异。Porcellini 等[13]用单排锚钉固定缝合技术治疗急性骨性 Bankart 损伤 2 年，随访良好率 92%，并达到伤前运动水平。在长时间的随访中，急性损伤与慢性损伤的再脱位率分别为 2.4% 和 4.2%。

Sugaya[4]用单排锚钉固定缝合技术治疗慢性骨性 Bankart 损伤效果良好（图 4-1-11）。Jiang[2]用单排锚钉固定缝合技术治疗 50 例慢性骨性 Bankart 损伤，失败率为 8%。选择锚钉类型对手术结果没有明显的差异。

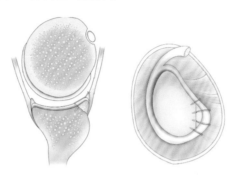

图 4-1-11　单排锚钉固定缝合技术示意图

2013 年 Spiegl 等[14]用 14 具新鲜冰冻的尸体标本制作骨性 Bankart 损伤模型，骨块占肩盂直径的 25%，比较了单排与桥式双排缝合的生物力学（图 4-1-12~ 图 4-1-15）。骨折块移位 1 mm 所需的载荷，单排为 30.2 N（14.0~54.1 N），双排为 60.6 N（39.0~93.3 N，$P=0.001$）；骨折块移位 2 mm 所需的载荷，单排为 63.7 N（26.6~118.8 N），双排为 94.4 N（43.4~151.2 N，$P=0.004$），桥式双排缝合的力学优于单排固定技术。

2013 年 Giles 等[15]采用 8 具 16 个肩关节尸体标本制作骨性 Bankart 损伤模型，骨块占肩盂宽度的 15%，比较了单排锚钉固定缝合技术和双排锚钉缝合技术的生物力学。单排用 2 枚锚钉固定，桥式双排用 4 枚锚钉固定。结果标本的失败负荷分别为 746 ± 28 N 和 776 ± 56 N，$P=0.91$，两者无统计学差异。不少学者认为单排锚钉固定与桥式双排锚钉固定生物力学特性相似，同时由于桥式双排锚钉固定增加锚钉数量、延长手术时间、外排损伤软骨面、影响肩盂骨质的完整性，因此，提倡采用单排锚钉固定。对于骨折块较大者，采用双排锚钉更具有生物力学优势。

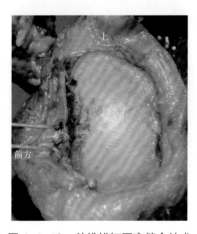
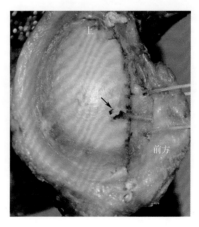

图 4-1-12　单排锚钉固定缝合技术　　图 4-1-13　双排锚钉缝合技术

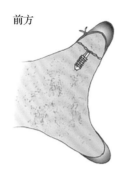

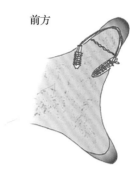

图 4-1-14 单排锚钉固定缝合技术示意图　　　图 4-1-15 双排锚钉缝合技术示意图

（黄长明　付仰攀）

第二节　Bankart 损伤修复术

骨性 Bankart
损伤修复手
术

一、术前评估

（一）重要体征

可做前方恐惧试验（图 4-2-1）、后方 Jerk 试验（图 4-2-2）、Gagey 过度外展试验（图 4-2-3）、过度内旋后伸试验（图 4-2-4）等进行评估。

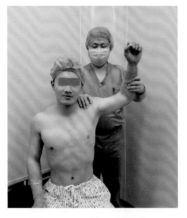

图 4-2-1　前方恐惧试验

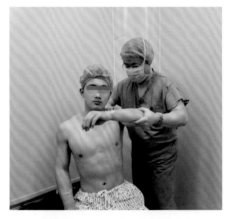

图 4-2-2　后方 Jerk 试验

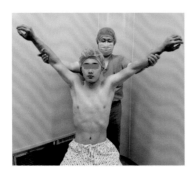

图 4-2-3　Gagey 过度外展试验

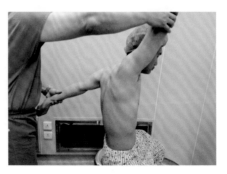

图 4-2-4　过度内旋后伸试验

（二）术前辅助检查与评分

常规进行 X 线、CT 三维重建（图 4-2-5、图 4-2-6）、MRI 等检查。同时进行术前关节松弛度 Beighton 评分（表 4-2-1）、肩关节不稳严重程度（ISIS）评分（表 4-2-2）。

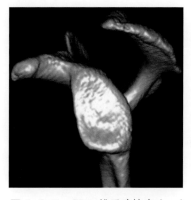 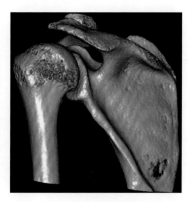

图 4-2-5 CT 三维重建检查（一） 图 4-2-6 CT 三维重建检查（二）

明确是否存在肩盂前方骨缺损 肱骨头后上方骨塌陷伴缺损

表 4-2-1 关节松弛度 Beighton 评分

测试	标准	右侧	左侧
第 5 指伸展试验	被动伸直＞ 90°	1	1
	被动伸直≤ 90°	0	0
拇指外展试验	被动地将拇指外展至前臂的屈肌面	1	1
	无法被动地将拇指外展至前臂的屈肌面	0	0
肘部伸直试验	过伸＞ 10°	1	1
	过伸≤ 10°	0	0
躯干和髋屈曲试验	膝盖充分伸直，躯干弯曲，手能够平放于地板上	1	
	膝盖充分伸直，躯干弯曲，手无法平放于地板上	0	
膝关节伸直试验	过伸＞ 10°	1	1
	过伸≤ 10°	0	0
总分		9	

表 4-2-2 肩关节不稳严重程度（ISIS）评分

因素	评分
手术时的年龄	
≤ 20 岁	2
＞ 20 岁	0
参与运动的程度（术前）	

因素	评分
竞技性运动	2
休闲运动或者不参加运动	0
运动的类型（术前）	
接触性运动 或者 强力过顶活动	1
其他	0
肩关节松弛度	
过度松弛	1
没有松弛	0
正位 X 线片上的 Hill-Sachs 损伤	
在外旋位上可见	2
在外旋位上不可见	0
正位 X 线片上关节盂轮廓的缺损	
关节盂有缺损	2
关节盂没有缺损	0

二、非骨性 Bankart 损伤修复术

（一）麻醉体位与入路

采用全身麻醉，使肌肉放松。侧卧位上肢牵引 3~4 kg（图 4-2-7）。关节镜后方入路进行肩关节探查（图 4-2-8）。

前上入路（图 4-2-9）及前下入路可作为前方盂唇（图 4-2-10）、肩袖、SLAP 损伤（图 4-2-11）和 Hill-Sachs 损伤（图 4-2-12）探查的路径。

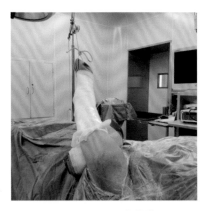

图 4-2-7 手术体位

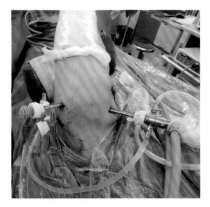

图 4-2-8 常规手术入路

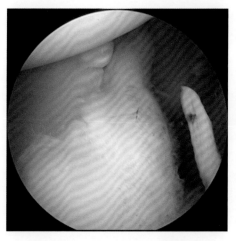

图 4-2-9　前上入路发现盂唇损伤

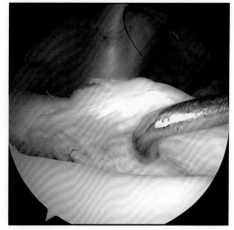

图 4-2-10　用探钩撩起的组织为
损伤的前盂唇组织

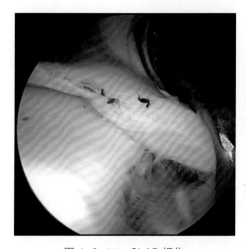

图 4-2-11　SLAP 损伤

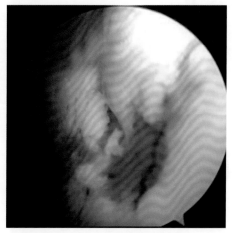

图 4-2-12　Hill-Sachs 损伤

外旋肩关节可观察到肱骨塌陷和软骨剥脱，为
Hill-Sachs 损伤

（二）手术要点

前肩盂松解：从前上入路置关节镜观察，前下入路松解盂唇复合体直达肩胛下肌表面（图 4-2-13~ 图 4-2-16）。

如图所示准备盂唇创面（图 4-2-17、图 4-2-18）。用磨钻磨削去除肩盂缘的部分软骨，便于锚钉植入和有利于盂唇复位体缝合后愈合。

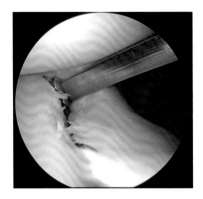

图 4-2-13　前方入路用骨膜剥离子分
　　　　　离盂唇复合体

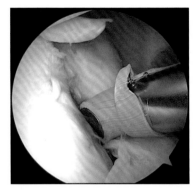

图 4-2-14　用等离子射频分离前盂
　　　　　唇复合体

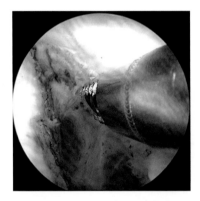

图 4-2-15　创面新鲜化

剥离盂唇复合体，刨削刀清理创面瘢痕，
使局部组织新鲜化

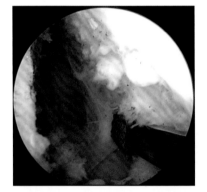

图 4-2-16　分离盂唇复合体到肩胛
　　　　　下肌的表面

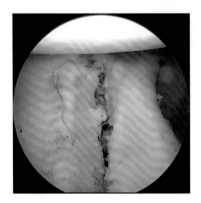

图 4-2-17　准备盂唇创面

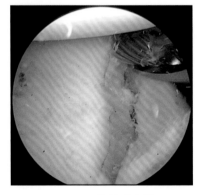

图 4-2-18　盂缘软骨去除 5 mm

（三）缝合盂唇复合体

　　缝合前要彻底松解复合体，可选用金属、可吸收或无结缝合锚钉固定（图 4-2-19~ 图 4-2-25 ）。

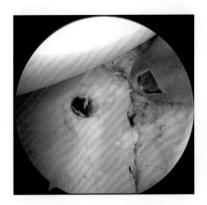

图 4-2-19　在肩盂钻孔

钻与锚钉的直径必须匹配

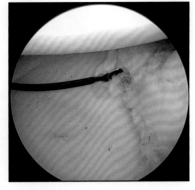

图 4-2-20　缝合过线

采用缝合钩，将盂唇组织缝合过线

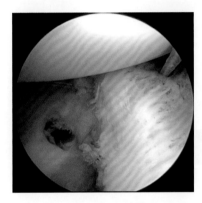

图 4-2-21　过线

用 PDS 线作为引线，将缝线带过

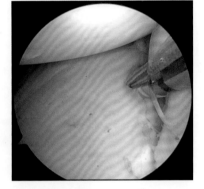

图 4-2-22　植入锚钉

将无结锚钉穿线后轻轻击入肩盂锚钉钉道内

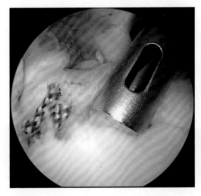

图 4-2-23　多枚缝合锚钉固定

根据组织损伤的情况，可以选择多枚缝合
锚钉固定

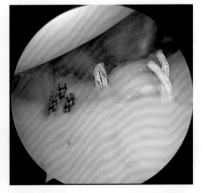

图 4-2-24　Bankart 损伤缝合术毕

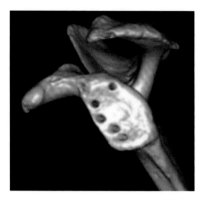

图 4-2-25　术后复查 CT 三维重建图像

观察锚钉位置情况

三、骨性 Bankart 损伤修复术

（一）术前影像学检查

常规行肩部 X 线片（图 4-2-26）、CT 三维重建（图 4-2-27）、MRI（图 4-2-28）检查。根据 CT 三维重建检查情况对损伤进行分类。

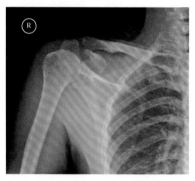

图 4-2-26　肩关节 X 线片

提示肩盂前方可疑骨折

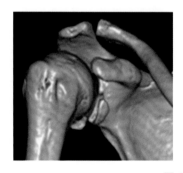 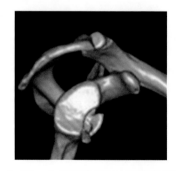 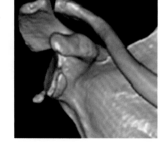

图 4-2-27　右肩关节 CT 三维重建图像

显示关节盂骨折

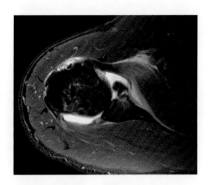

图 4-2-28　右肩关节 MRI 图像

显示肩盂前方骨折伴肱骨头后方损伤

（二）手术体位

全身麻醉，侧卧位牵引，牵引重量为 6 kg（图 4-2-29、图 4-2-30）。

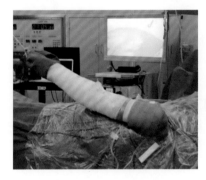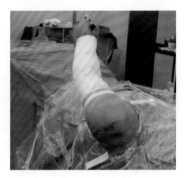

图 4-2-29　手术体位　　　　　图 4-2-30　手术体位与牵引角度

（三）探查 Bankart 损伤

后方入路为肩关节镜探查的常用通道，可观察整个盂肱关节情况，初步判定骨折块位置与大小。前上入路和前下入路探明前方盂唇损伤情况。注意前方 Bankart 损伤和骨块移位情况（图 4-2-31~ 图 4-2-34）。如存在后方盂唇损伤，则应最先行修复。

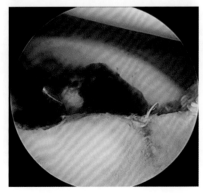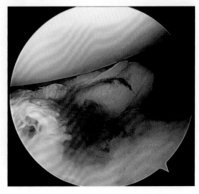

图 4-2-31　后方入路观察前方　　　图 4-2-32　后方入路观察肱骨头撞
　　Bankart 损伤和骨块移位　　　　　击肩盂脱落的游离骨块

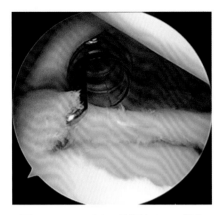 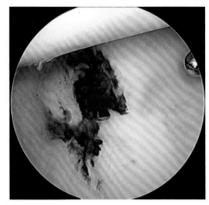

图 4-2-33　后方入路探查 SLAP 损伤　　　　　图 4-2-34　前上入路观察前方
　　　　　　　　　　　　　　　　　　　　　　　　　Bankart 损伤和骨块移位

可通过前上入路观察，后方入路缝合盂唇。根据盂唇损伤的大小放置 1~2 枚无结锚钉，然后处理前方骨性 Bankart 损伤。锚钉可以选用打结锚钉或无结锚钉，植入数量根据骨折范围大小决定。中度损伤用 3~4 枚锚钉。

（四）锚钉修复 Bankart 损伤

先清理骨折断端，在骨折块最远端关节软骨缘 5 mm 处预钻锚钉孔，缝合骨折块最远端的盂唇复位体。第 1 枚锚钉置于骨折块下缘，第 2 枚锚钉固定于骨折块中部，第 3 枚锚钉固定于骨折块上缘。PDS 线穿过骨折线（图 4-2-35），将缝线绕过骨块引出，待两根缝线都绕过骨折块后引出关节外（图 4-2-36、图 4-2-37）。

第 2 枚缝合锚钉的固定至关重要。可采用如下方法：用缝合钩绕过骨折块，放入一根 PDS 线，过缝线包绕骨折块，如骨折块较大，缝合钩难以绕过骨折块，可将缝合钩刺穿骨折块过线。

多枚无结锚钉植入后，分别从后方入路与前上入路检查骨折块缝合固定是否牢固（图 4-2-38）。如同时存在 SLAP 损伤，则同期进行缝合修补（图 4-2-39）。

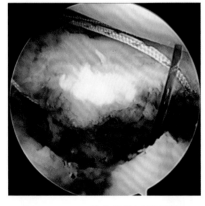 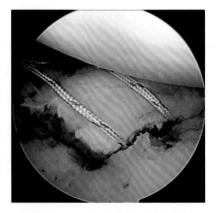

图 4-2-35　缝合钩绕过骨折块，　　　　　图 4-2-36　两条缝线绕过骨折块
　　　　　放出一根 PDS 线　　　　　　　　　　　　　后引出关节外

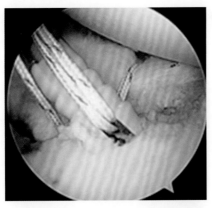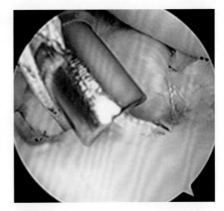

图 4-2-37　植入锚钉

在关节腔外缝线穿入无结锚钉孔，牵引缝线将无结锚钉推进关节内，植入骨孔，缓缓击入骨道

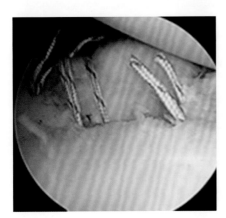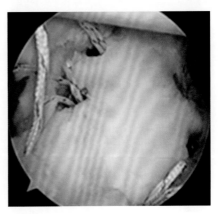

图 4-2-38　缝线无结锚钉固定骨折块术毕

检查骨块复位缝合后情况

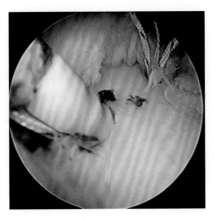

图 4-2-39　缝合 SLAP 损伤

术后复查 CT 三维重建，以观察锚钉位置及骨折块复位情况（图 4-2-40、图 4-2-41）。

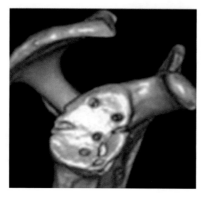
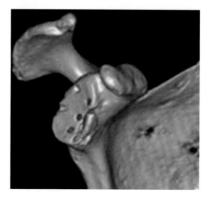

图 4-2-40　术后 CT 三维重建图像

显示锚钉位置与骨折复位后情况

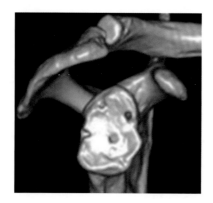
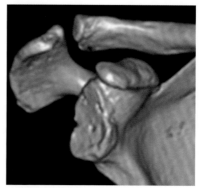

图 4-2-41　术后 4 年 CT 三维重建图像

显示肩盂骨折愈合

（黄长明）

第三节　喙突移位修复骨性 Bankart 损伤

肩关节前方不稳常由于肩盂前方骨缺损、HAGL 损伤、Bankart 损伤引起。肩关节镜下关节囊盂唇修复术对于骨性 Bankart 损伤、肱骨头 Hill-Sachs 损伤、盂肱韧带肱骨端撕脱骨折（HAGL 损伤）等，采用常规修复方式难以取得良好效果[16、17]。自体游离髂骨、异体骨块移植、喙突移位（Bristow 法和 Latarjet 法）重建前方盂唇取得良好效果[18]。

喙突移位 Latarjet 术式由法国 Latarjet 医生于 1954 年最先报道[19]。该术式将喙突由基底部截断，纵行劈开肩胛下肌上 1/3 穿过肌纤维，移位固定至肩盂前缘相当于 2 点到 6 点的位置。此后，Helfet[20] 报道改良 Latarjet 术式（Bristow 术式），Latarjet 手术取得了良好临床效果。Lafosse 认为，Latarjet 手术喙突骨块移位能够起到三联阻挡稳定效应：①喙突骨块加宽了肩盂的关节弧和面积，使肱骨头无法与肩盂前缘咬合；②肩胛下肌纵劈开、联合肌腱的悬吊效应，提供了肩关节在外展＞ 90° 并外旋时的动态稳定作用；③前方关节囊与喙肩韧带缝合，进一步防止肱骨头前移[21]。

手术适应证[19、21]：①肩关节前方不稳合并肩盂和/或肱骨头严重 Hill-Sachs 骨缺损。②复合型不可修复型软组织损伤或 HAGL 损伤。③ Bankart 修补翻修术。④患者从事特殊项目体育活动，如激烈对抗性项目及重竞技项目。

喙突的长度、宽度和厚度对手术选择至关重要。Armitage 等[22]应用 CT 三维重建技术对喙突形态与盂唇缺损的形态进行研究，对 34 例患者进行了喙突和盂的测量，结果喙突平均长度为 16.8 mm、宽度为 15 mm、厚度为 10.5 mm。喙突弯曲半径平均为 13.6 mm，正常盂前方的弯曲半径平均为 13.8 mm，两者无统计学差异。但与前方盂缺损 20%（弯曲半径平均为 27.6 mm）、35%（弯曲半径平均为 30.5 mm）、50%（弯曲半径平均为 33.3 mm）有明显统计学差异。因此，建议将喙突固定时翻转 90°，可以增加前方盂缺损的修复，可达盂缺损的 36%。

一、Bristow-Latarjet 手术要点

如喙突过小，不少学者推荐 Bristow-Latarjet 手术[23、24]（图 4-3-1~ 图 4-3-4）。喙突常用固定方法有空心螺钉、锚钉、悬吊钢板固定等。

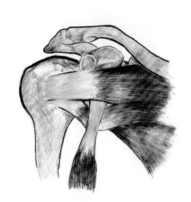 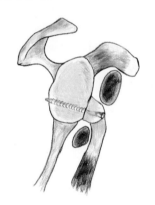

图 4-3-1 Bristow 手术示意图（一）　图 4-3-2 Bristow 手术示意图（二）

喙突穿过肩胛下肌　　　　　　　　　螺钉固定喙突

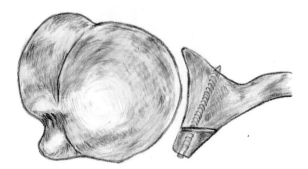 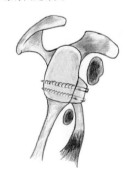

图 4-3-3 Bristow 手术示意图（三）　图 4-3-4 Latarjet 手术示意图

螺钉固定喙突与肩盂的角度

二、Latarjet 手术要点

（一）术前查体

患者进行前方恐惧试验、后方 Jerk 试验及 Kim 试验、Gagey 过度外展试验、过度内旋后伸试验等。术前常规进行 X 线、CT 三维重建、MRI 等检查。同时进行术前关节松弛度 Beighton 评分、ISIS 评分。

（二）手术入路与体位

采用沙滩椅位或侧卧位（图 4-3-5），一般根据术者的手术习惯选择手术体位。

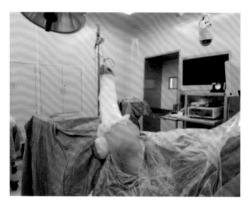

图 4-3-5　手术体位（侧卧位）

手术入路用 A、D、E、H、I、J、M 表示。A、E 为标准后方与前方入路；D、I 为辅助观察及操作通道入路；H 为喙突钻孔及截骨入路；M 为喙突把持及固定入路；J 入路为肩关节镜前下入路，位于肩胛下肌上缘，仅用于喙突截骨准备与移植（图 4-3-6）。

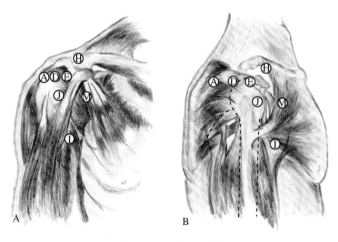

图 4-3-6　手术入路

A. 正面观；B. 侧面观

（三）关节腔损伤探查

由肩关节后方"软点"入路作为关节镜观察通道（A），前方入路（E），可动态观察肩关节的稳定性以及肩盂骨性缺损、肱骨头后方骨缺损、关节囊盂唇质量等（图4-3-7~图4-3-10），同时探查是否合并肱二头肌长头肌腱、肩胛下肌腱、冈上肌腱、冈下肌腱下表面损伤。

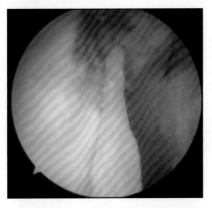

图4-3-7 前方盂唇与关节囊
损伤情况

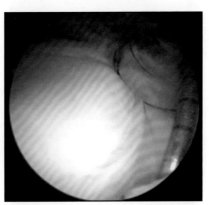

图4-3-8 SLAP损伤

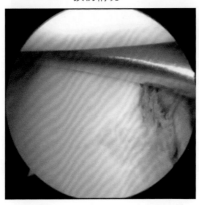

图4-3-9 前上入路观察前方
关节盂缺损

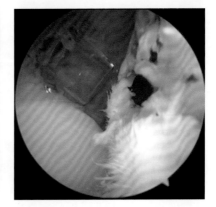

图4-3-10 Hill-Sachs损伤

肱骨头后上方塌陷，软骨碎裂为Hill-
Sachs损伤

（四）打开肩袖间隙、游离肩胛下肌

彻底清理肩袖间隙，显露喙突外侧与后方，游离肩胛下肌腱，清除关节盂前下方2~5点位置的关节囊盂唇及盂肱韧带（图4-3-11），清理肩胛下肌和肩胛骨之间的关节囊组织，打磨新鲜化肩盂前缘骨面，并在肩盂上标记喙突移植骨块的中心点位置。

（五）喙突截骨

进入肩峰下间隙，去除前方滑囊组织，探查冈上肌腱、冈下肌腱是否有损伤。清理联合腱前方及外侧的滑囊组织，切断喙肩韧带（图4-3-12）。由下方入路观察、切断胸小肌喙突止点，将喙突周围软组织彻底去除，做到360°显露。沿联合腱与肩胛下肌的间隙内侧探查臂丛神经，明确肌皮神经、腋神经的位置及走行（图4-3-13、图4-3-14）。

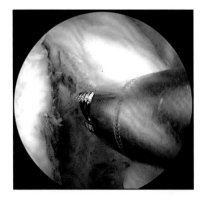

图 4-3-11　清理前方盂唇

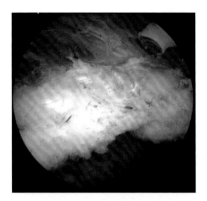

图 4-3-12　显露联合腱

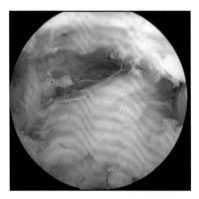

图 4-3-13　显露腋神经

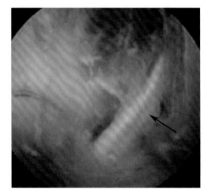

图 4-3-14　显示腋神经与
肩胛下肌关系

　　垂直于喙突置入喙突导向器，打入 2 枚直径 1.2 mm 克氏针。去除喙突导向器用钻头，沿克氏针打 2 个骨隧道。沿隧道过线，线的尾端引出体外。引入置于 M 入路的喙突双套管备用。用磨钻将喙锁韧带、近端骨隧道之间的喙突基底下外侧打一骨槽，沿喙锁韧带基底以弯骨刀行喙突截骨。取喙突全过程可参照图 4-3-15~ 图 4-3-22。

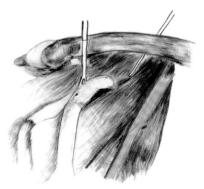

图 4-3-15　用喙突定位器
确保钻孔准确

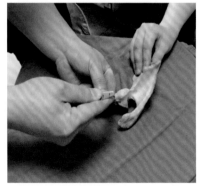

图 4-3-16　术前在标本上行喙突
定位器演示

为了提高手术效率，可以在喙突处切开长约 3 cm 的切口，暴露喙突。根据采用的内固定不同（螺钉、悬吊钢板或锚钉），用钻头沿克氏针打 2~3 个骨隧道，沿隧道过线，线的尾端引出体外。

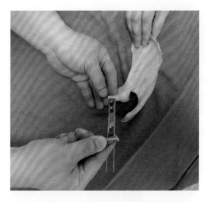

图 4-3-17　在标本上模拟喙突定位

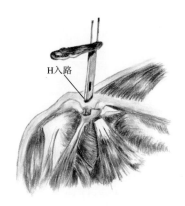

图 4-3-18　喙突定位器示意图

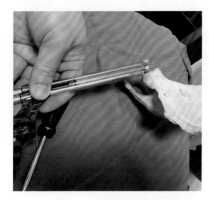

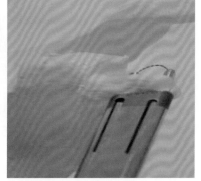

图 4-3-19　双套管定位器取喙突演示图

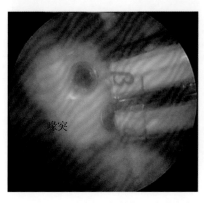

图 4-3-20　通过双套管拧入空芯螺钉

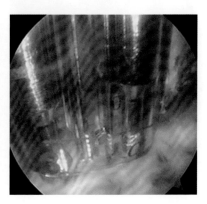

图 4-3-21　双套管固定器连接喙突

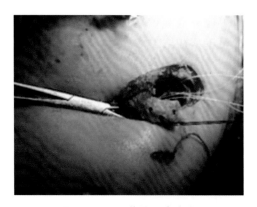

图 4-3-22　截骨取出喙突

（六）喙突转位移植

　　劈开肩胛下肌：将交换棒由后方 A 入路插入盂肱关节，继续穿过肩胛下肌中部以确定肩胛下肌前方纵行劈开的位置，再次探查神经，确保穿过肩胛下肌的交换棒位于神经外侧。将交换棒用力向外、向上挑起肩胛下肌腱，沿交换棒外侧以等离子刀在腱腹结合部横劈肩胛下肌。应用乳胶管穿过肩胛下肌纵行劈开处，自 H 入路提拉，增加肩胛下肌劈裂间隙，以便骨移植物穿过（图 4-3-23）。有学者用特制的撑开器显露肩胛下肌纵行劈开处，更方便喙突骨块通过（图 4-3-24、图 4-3-25）。

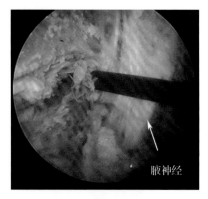

图 4-3-23　纵向劈开肩胛下肌腱与
腋神经关系

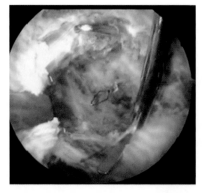

图 4-3-24　撑开器固定纵向劈开
肩胛下肌腱

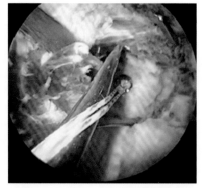

图 4-3-25　骨块通过撑开器固定
纵向劈开肩胛下肌腱

（七）固定喙突

将制备好的喙突骨移植物穿过纵劈开的肩胛下肌，置于肩盂前缘，对准肩盂标记点（图4-3-26、图4-3-27）。喙突骨块外缘应与肩盂关节面平齐或稍外凸于两个骨隧道中，分别穿入长导针，经肩关节后方穿出皮肤，钻头沿导针打孔，植入空心螺钉固定骨块（图4-3-28），通过不同位置和角度仔细检查喙突骨块的位置，用磨钻打磨骨块外缘，使之与肩盂关节面平齐。最后修复关节囊与盂肱韧带复合体（图4-3-29）。

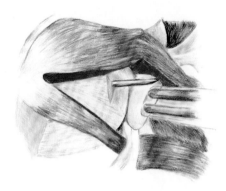 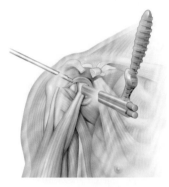

图4-3-26 通过劈开的肩胛下肌， 图4-3-27 通过横劈肩胛下肌，
将骨块植入位置示意图   将骨块植入解剖示意图

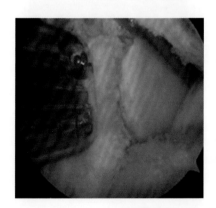 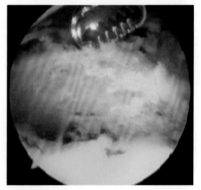

图4-3-28 喙突骨块固定后

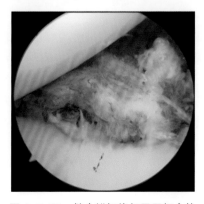

图4-3-29 缝合锚钉修复盂唇复合体

　　如术中发现喙突骨块固定后仍有前脱位的可能，可行肱骨头后方骨缺损肌腱填塞术（图 4-3-30、图 4-3-31）。

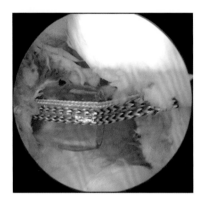
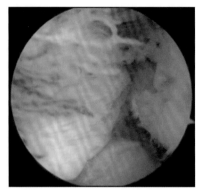

图 4-3-30　肱骨头后方植入锚钉　　　　图 4-3-31　肱骨头后方植入锚
钉过线缝合后

　　术后常规复查三维 CT，以确定骨块复位与内固定物固定的情况（图 4-3-32、图 4-3-33）。

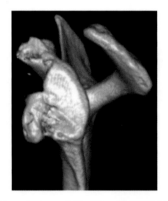
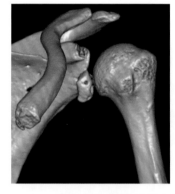

图 4-3-32　术后 CT 三维重建图像　　　图 4-3-33　术后 CT 三维重建复查图像
显示喙突移植物位置正常　　　　　　　　移植骨块位置良好

（八）注意事项

　　术中注意控制血压在 90/60 mmHg 左右。注意喙肩韧带残端及胸肩峰动脉分支止血。注意保护腋神经、肌皮神经，勿使其受损伤。肩胛下肌纵向劈开的位置应选于下1/3 水平，以免因劈开位置过高，影响骨移植物位置。将喙突骨块其外凸侧放于肩盂关节面，骨块固定完成后，应将其外缘打磨平整，并从各个方向观察骨块外缘与肩盂关节面平齐。如手术时间过长，全关节镜下手术操作有难度，应果断改为开放手术。

（九）Latarjet 手术并发症

　　1. 术中并发症　移植物位置不正确（过高、过低、靠前、靠后）、移植物骨折、神经（肩胛上神经、腋神经、肌皮神经）损伤、血管损伤。

　　2. 术后并发症　血肿、皮下肿胀、伤口延迟愈合（感染等）。

3. **远期并发症**　骨不愈合、骨溶解、肩关节不稳复发、骨关节炎等。

（十）术后康复

术后以颈腕吊带固定患肢，指导患者在无痛的前提下进行肘、腕及手的主动活动。术后 3 周开始患肩的被动功能锻炼（包括前屈、上举、外旋在内）；术后 6 周拆除吊带，开始辅助性主动功能活动；肌肉力量训练在术后 3 个月开始。

（黄长明　付仰攀）

第四节　咬合型 Bankart 损伤 Remplissage 手术

肩关节盂唇损伤手术

1861 年 Flower[25] 首先报道了肩关节前脱位后肱骨头后上侧因与关节盂前缘撞击而发生压缩性骨折，形成骨缺损。1940 年 Hill-Sachs[26] 对此进行了进一步阐述，并于肩关节的前后位 X 线片上发现了该损伤的存在，命名为 Hill-Sachs 损伤。Burkhart 等[27] 提出了"咬合性 Hill-Sachs 损伤（engaging Hill-Sachs lesion）"的概念。研究发现，关节盂前缘骨缺损合并咬合性 Hill-Sachs 损伤，Hill-Sachs 损伤不修复术后复发率高。

一、影像学诊断

术前常规行肩部 X 线片、CT 三维重建（图 4-4-1、图 4-4-2）、MRI 检查（图 4-4-3）。

Hill-Sachs 损伤骨质缺损评定方法：

1. **损伤面积评定法**　Rowe[28] 提出宽小于 2 cm、深小于 0.3 cm 的缺损为轻度损伤；宽大于 4 cm、深大于 1 cm 的缺损为重度损伤；介于两者之间的为中度损伤，在影像学与关节镜下得以证实。

2. **P/R 指数评定法**　通过缺损深度（P）与肱骨头半径（R）比值来界定缺损程度。

3. **缺损弧度的百分比值评定**　Hill-Sachs 损伤弧度 < 20%，关节相对稳定，无需手术治疗；缺损 > 40% 的 Hill-Sachs 损伤，关节稳

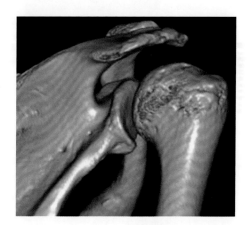

图 4-4-1　CT 三维重建图像（一）

后方肱骨头骨缺损

定性明显受影响，需手术治疗。缺损 20%~40%，是否需手术治疗仍有争议，需要根据关节前缘缺损程度及 Hill-Sachs 损伤的深度、位置、方向等因素综合评定。

二、手术适应证

1972 年 Connolly[29] 首次将冈下肌、后侧关节囊填充于 Hill-Sachs 损伤缺损处，通过限制松弛关节的前移，有效地预防 Hill-Sachs 损伤在关节盂的咬合，取得了满意的临床效果。Wolf[30] 将该方法命名为"Remplissage 手术"（图 4-4-4）。

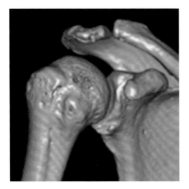
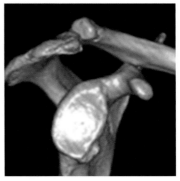

图 4-4-2　CT 三维重建图像（二）

前方关节盂骨缺损，骨性 Bankart 损伤

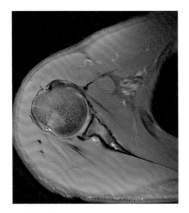
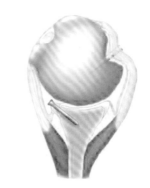

图 4-4-3　MRI 图像

前方盂唇损伤和后方肱骨头损伤

图 4-4-4　Remplissage 手术示意图

　　Remplissage 手术为非解剖式修复 Hill-Sachs 损伤，有学者担心术后对肩关节功能及活动度的影响[31-33]。关节镜下 Remplissage 手术与关节盂前缘 Bankart 同时进行修复，是目前治疗咬合型 Bankart 损伤较好的方法[30, 32]。

　　Remplissage 手术适应证：①中到重度 Hill-Sachs 损伤（深度＞ 3 mm），且盂唇前缘骨质缺损小于 25%；②当盂唇前缘缺损在 25% 左右时，轻到中度 Hill-Sachs 损伤也适合行 Remplissage 手术；③关节镜下探查发现存在咬合性 Hill-Sachs 损伤（engaging Hill-Sachs lesion），且关节盂前缘骨质缺损＜ 25%，可行 Remplissage 手术 +Bankart 修复术式；④对于肩关节前脱位各种手术术后复发，且存在 Hill-Sachs 损伤的患者，Remplissage 手术可作为一种补救措施；⑤合并冈下肌腱关节囊损伤。

　　Sykiya[34] 认为，如盂唇前缘无骨质缺损，＜ 25% 的 Hill-Sachs 损伤无需手术治疗。现多数学者赞同 Hill-Sachs 损伤＞ 25%，且盂唇前缘骨质缺损小于 20%~25%，则需行 Remplissage 手术，填充 Hill-Sachs 损伤的骨质缺损部分，盂唇前缘骨质缺损大于 25%，需切开行 Latarjet 喙突移植术，以扩大盂肱关节接触面积。Remplissage 手术主要用于咬合型损伤与 Laterjet 术后仍有咬合者（图 4-4-5）。

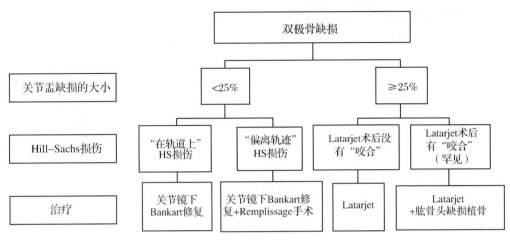

图 4-4-5　双极骨缺损的治疗流程图

三、手术要点

采用全身麻醉，侧卧位上肢牵引。标准的后方入路作为关节镜探查的入路（图 4-4-6）。前侧入路及前上外侧入路可探查前方盂唇损伤情况。前上外侧入路（图 4-4-7）除了可提供关节盂的全貌，对关节盂的损伤能进行全面评估，还可通过外旋肩关节清晰地看到 Hill-Sachs 损伤，可作为 Remplissage 手术植入锚钉时的观察通道。注意前方 Bankart 损伤（图 4-4-8）、后下盂唇损伤（图 4-4-9）和后方的 Hill-Sachs 损伤（图 4-4-10）。

（一）建立手术通道及探查损伤

关节镜术中观察咬合型 Bankart 损伤，肩关节外展 90°，外旋 70°~110° 时 Hill-Sachs 损伤与关节盂前缘发生啮合，则明确为咬合型 Bankart 损伤（图 4-4-11）。

（二）Remplissage 手术后方填塞术修复损伤

准备 Hill-Sachs 损伤骨床，新鲜化（图 4-4-12、图 4-4-13）。

后外入路用硬膜外穿刺针刺入以判定锚钉植入位置，锚钉攻丝器预制锚钉植入钉道（图 4-4-14），拧入 1 或 2 枚可吸收缝线锚钉（图 4-4-15）。

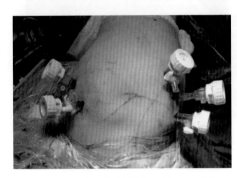

图 4-4-6　建立好的前上、前下、后方、
后外、后外上侧通道

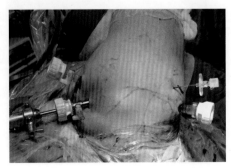

图 4-4-7　建立后方入路、前上入路、前
下入路，关节镜在前上入路观察

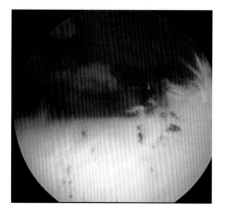

图 4-4-8　Bankart 损伤

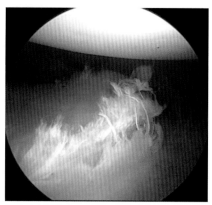

图 4-4-9　后下盂唇损伤

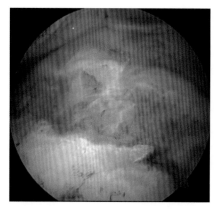

图 4-4-10　Hill-Sachs 损伤

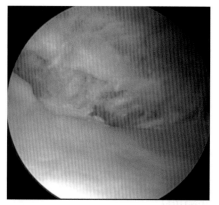

图 4-4-11　咬合型 Hill-Sachs 损伤

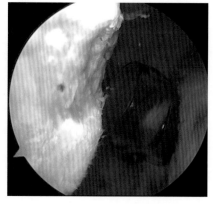

图 4-4-12　前上入路观察
Hill-Sachs 损伤

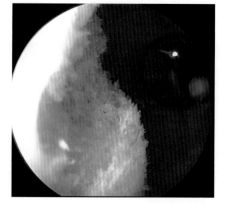

图 4-4-13　Hill-Sachs 损伤骨床
新鲜化

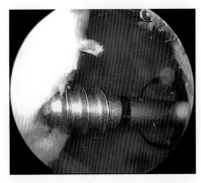

图 4-4-14 打入锚钉扩孔器

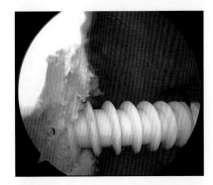

图 4-4-15 拧入 1 枚可吸收锚钉

刺枪抓线器穿过冈下肌腱，将锚钉缝线牵出（图 4-4-16），缝线牵出体外暂时不打结。线间距大于 1 cm 以上（图 4-4-17），有利于将冈下肌腱填入骨缺损处。锚钉植入位置应选择在 Hill-Sachs 损伤的最低点，有的在 Hill-Sachs 损伤的关节缘。可采用双滑轮褥式缝合技术，即植入双锚钉，以锚钉作为滑轮，交叉褥式打结，这样可以降低对冈下肌等软组织的切割作用，增大接触面积，有利于术后的愈合（图 4-4-18、图 4-4-19）。

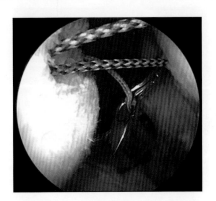

图 4-4-16 刺枪通过冈下肌腱，
将缝线牵出

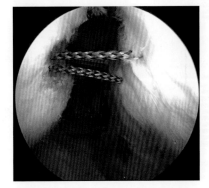

图 4-4-17 单锚钉缝线的距离
分布情况

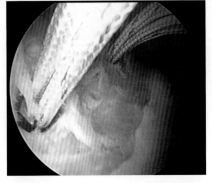

图 4-4-18 双锚钉双滑轮固定技术

以锚钉作为滑轮交叉褥式打结，下压组织填
塞缺损

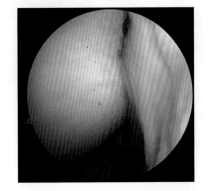

图 4-4-19 Remplissage 手术填塞锚
钉缝线打结固定后组织填塞缺损区情况

（三）后盂唇损伤修复无结锚钉缝合固定技术（图 4-4-20~ 图 4-4-26）

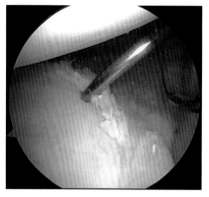

图 4-4-20　硬膜外穿刺针探查后外上入路

前上入路观察，建立后外上入路，用硬膜外穿刺针探查后外上入路

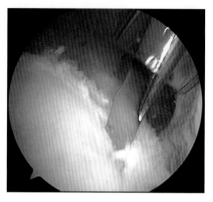

图 4-4-21　采用刮匙将后盂唇新鲜化

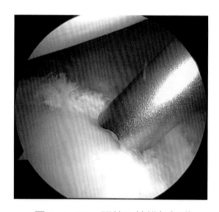

图 4-4-22　预钻无结锚钉钉道

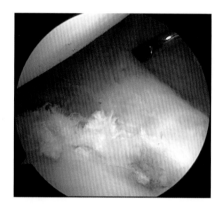

图 4-4-23　缝合后下盂肱韧带

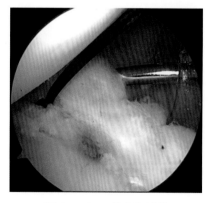

图 4-4-24　缝合钩过线

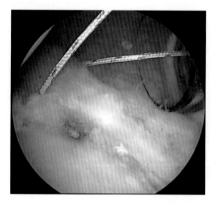

图 4-4-25　将缝线带过盂唇组织

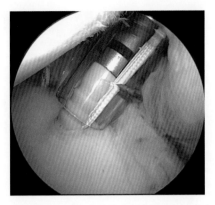

图 4-4-26　将无结锚钉植入盂唇钉道内

（四）前方 Bankart 损伤修复技术（图 4-4-27~ 图 4-4-33）

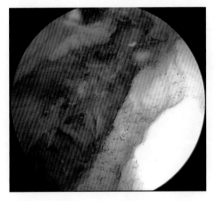

图 4-4-27　盂唇前方骨床新鲜化

从前上入路观察，前下入路分离前方盂唇复合体，盂唇前方骨床新鲜化

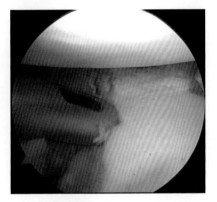

图 4-4-28　预钻锚钉孔道

在 5 点钟位置锚钉植入点预钻锚钉孔道

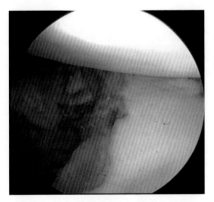

图 4-4-29　镜下见 5 点钟锚钉植入点预钻孔

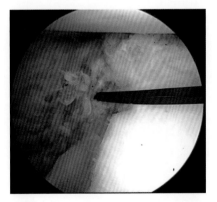

图 4-4-30　缝合器缝合盂唇复合体并将 PDS 线穿过软组织

133

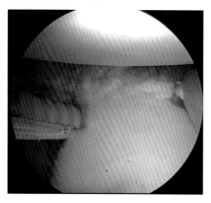

图 4-4-31 锚钉植入钉道

将编织线带过盂唇复合体组织，缝线穿入无结锚钉孔内，锚钉植入钉道

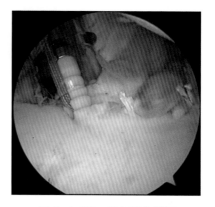

图 4-4-32 植入其余锚钉

将锚钉击入钉道，根据损伤范围，以同样操作方法植入其余锚钉

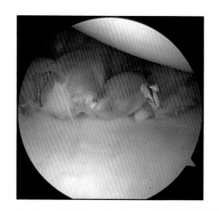

图 4-4-33 探查前方 Bankart 损伤修复后情况

（五）SLAP 损伤

通过后外上入路观察，前上入路操作完成此手术（图 4-4-34~ 图 4-4-41）。

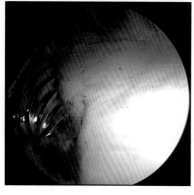

图 4-4-34 上盂唇骨床新鲜化处理

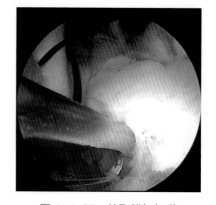

图 4-4-35 钻取锚钉钉道

前上入路插入锚钉工作套筒，钻取锚钉钉道

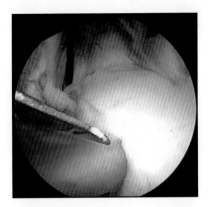

图 4-4-36　可吸收 LUPINE 锚钉
打入骨钉内

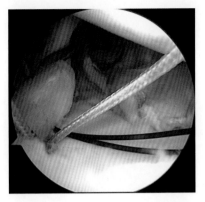

图 4-4-37　从前上入路缝合后
上盂唇组织

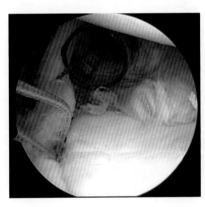

图 4-4-38　过线器将缝线穿过
上盂唇组织

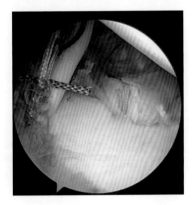

图 4-4-39　SLAP 缝合后情况

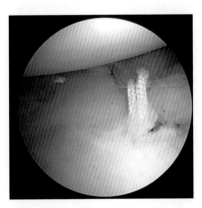

图 4-4-40　前上入路探查后方盂唇损伤缝合情况

最后，观察前方 Bankart 损伤缝合情况（图 4-4-41），并打紧后方 Remplissage 填塞锚钉缝线（图 4-4-42、图 4-4-43）。

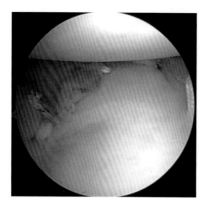

图 4-4-41　前上入路观察 Bankart
损伤缝合情况

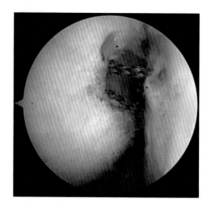

图 4-4-42　打紧 Remplissage
填塞锚钉缝线前情况

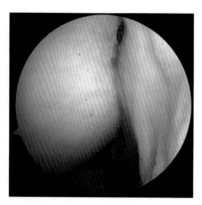

图 4-4-43　打紧 Remplissage 填塞锚钉缝线后情况

（黄长明）

参考文献

[1] Woertler K，Waldt S. MR imaging in sports-related glenohumeral instability. Eur Radiol, 2006, 16(12): 2622-2636.

[2] Jiang C Y, Zhu Y M, Liu X, et al. Do reduction and healing of the bony fragment really matter in arthroscopic bony Bankart reconstruction? A prospective study with clinical and computed tomography evaluations. Am J Sports Med, 2013, 41(11): 2617-2623.

[3] Porcellini G, Campi F, Paladini P. Arthroscopic approach to acute bony Bankart lesion. Arthroscopy, 2002, 18(7): 764-769.

[4] Sugaya H, Moriishi J, Kanisawa I, et al. Arthroscopic osseous Bankart repair for chronic recurrent traumatic anterior glenohumeral instability: surgical technique. Am J Bone Joint Surg, 2006, 88(Suppl 1) (Pt 2): 159–169.

[5] Sugaya H, Moriishi J, Kanisawa I, et al. Arthroscopic osseous Bankart repair for chronic recurrent traumatic anterior glenohumeral instability. Am J Bone Joint Surg, 2005, 87: 1752–1760.

[6] Boileau P, Villalba M, Hery J Y, et al. Risk factors for recurrence of shoulder instability after arthroscopic Bankart repair. Arthroscopy, 2006, 88: 1755–1763.

[7] Mologne T S, Provencher M T, Menzel K A, et al. Arthroscopic stabilization in patients with inverted pear glenoid: results in patients with bone loss of the anterior glenoid. Am J Sports Med, 2007, 35: 1276–1283.

[8] Millett P J, Horan M P, Martetschlager F. The "bony Bankart bridge" technique for restoration of anterior shoulder stability. Am J Sports Med, 2013, 41(3): 608–614.

[9] Bigliani L U, Newton P M, Steinmann S P, et al. Glenoid rim lesions associated with recurrent anterior dislocation of the shoulder. Am J Sports Med, 1998, 26(1): 41–45.

[10] Kim Y K, Cho S H, Son W S, et al. Arthroscopic repair of small and medium–sized bony Bankart lesions. Am J Sports Med, 2014, 42(1): 86–94.

[11] Cameron S E. Arthroscopic reduction and internal fixation of an anterior glenoid fracture. Arthroscopy, 1998, 14: 743–746.

[12] Yamamoto N, Itoi E, Abe H, et al. Effect of an anterior glenoid defect on anterior shoulder stability: a cadaveric study. Am J Sports Med, 2009, 37(5): 949–954.

[13] Porcellini G, Paladini P, Campi F, et al. Long–term outcome of acute versus chronic bony Bankart lesions managed arthroscopically. Am J Sports Med, 2007, 35(12): 2067–2072.

[14] Spiegl U J, Smith S D, Todd J N, et al. Biomechanical comparison of arthroscopic single– and double–row repair techniques for acute bony Bankart lesions. Am J Sports Med, 2014, 42(8): 1939–1946.

[15] Giles J W, Puskas G J, Welsh M F, et al. Suture anchor fixation of bony Bankart fractures: comparison of single–point with double–point "suture bridge" technique. Am J Sports Med, 2013, 41(11): 2624–2631.

[16] Walch G, Boileau P, Levigne C, et al. Arthroscopic stabilization for recurrent anterior shoulder dislocation: Results of 59 cases. Arthroscopy, 1995, 11(2): 173–179.

[17] Burkhart S S, De Beer J F. Traumatic glenohumeral bone defects and their relationship to failure of arthroscopic Bankart repairs: Significance of the inverted–pear glenoid and the humeral engaging Hill–Sachs lesion. Arthroscopy, 2000, 16(7): 677–694.

[18] Boileau P, Villalba M, Hery J Y, et al. Risk factors for recurrence of shoulder instability after arthroscopic Bankart repair. Am J Bone Joint Surg, 2006, 88(8): 1755–1763.

[19] Latarjet M. Treatment of recurrent dislocation of the shoulder. Lyon Chir, 1954, 49(8): 994–997 (in French).

[20] Helfet A J. Coracoid transplantation for recurring dislocation of the shoulder. Br J Bone Joint Surg, 1958, 40–B(2): 198–202.

[21] Lafosse L, Lejeune E, Bouchard A, et al. The arthroscopic Latarjet procedure for the treatment of anterior shoulder instability. Arthroscopy, 2007, 23(11): 1242.e1–1242.e5.

[22] Armitage M S, Elkinson I, Giles J W, et al. An anatomic computed tomographic assessment of the coracoid process with special reference to the congruent–arc latarjet procedure. Arthroscopy, 2011, 27(11): 1485–1489.

[23] Boileau P, Mercier N, Roussanne Y, et al. Arthroscopic Bankart–Bristow–Latarjet procedure: the development and early results of a safe and reproducible technique. Arthroscopy, 2010, 26(11): 1434–1450.

[24] Boileau P, Thélu C É, Mercier N, et al. Arthroscopic Bristow–Latarjet combined with bankart repair restores shoulder stability in patients with glenoid bone loss.Clin Orthop Relat Res, 2014, 472(8): 2413–2424.

[25] Flower W H. On the pathological changes produced in the shoulder joint by traumatic dislocations, as derived from an examination of all specimens illustrating this injury in the museums of London. Trans Pathol Soc London, 1861, 12: 179–201.

[26] Hill H A, Sachs M D. The grooved defect of the humeral head. A frequently unrecognized complication of dislocations of the shoulder joint. Radiology, 1940, 35: 690–700.

[27] Burkhart S S, De Beer J F. Traumatic glenohumeral bone defects and their relationship to failure of arthroscopic Bankart repairs:Significance of the Inverted–Pear Glenoid and the Humeral Engaging Hill–Sachs Lesion. Arthroscopy, 2000, 16(7): 677–694.

[28] Rowe C R, Zarins B, Ciullo J V. Recurrent anterior dislocation of the shoulder after surgical repair.Apparent causes of failure and treatment. Am J Bone Joint Surg, 1984, 66(2): 159–168.

[29] Connolly J. Humeral head defects associated with shoulder dislocations. Instr Course Lect, 1972, 21:42–54.

[30] Purchase R J, Wolf E M, Hobgood E R, et al. Hill–Sachs "Remplissage"：An arthroscopic solution for the engaging Hill–Sachs lesion. Arthroscopy, 2008, 24(6): 723–726.

[31] Nourissat G, Kilinc A S, Werther J R, et al. A prospective, comparative,radiological, and clinical study of the influence of the remplissage procedure on shoulder range of motion after stabilization by arthroscopic Bankart repair. Am J Sports Med, 2011, 39(10): 2147–2152.

[32] Boileau P, O'Shea K, Vargas P, et al. Anatomical and functional result after arthroscopic Hill–Sachs remplissage. Am J Bone Joint Surg , 2012, 94(7): 618–626.

[33] Giles J W, Elkinson I, Ferreira L M, et al. Moerate to large engaging Hill–Sachs defects: an vitro biomechanical comparison of the remplissage procedure,allograft humeral head reconstruction,and partical resurfacing arthroplasty. J Shoulder Elbow Surg, 2012, 21(9): 1142–1151.

[34] Sekiya J K, Jolly J, Debski R E. The effect of a Hill–Sachs defect on glenohumeral translations,in situ capsular forces, and bony contact forces. Am J Sports Med, 2012, 40(2): 388–394.

第五章 肩关节后方不稳

第一节 概　述

肩关节后方不稳仅占肩关节不稳的 2%~4%，该损伤容易漏诊和误诊。病史询问对肩关节后方不稳的诊断至关重要，特别是有无癫痫病史、心理障碍、初次脱位的时间、机制和方向、复位方式、脱位复发次数以及最近一次脱位的时间与处理方式。查体要注意肩关节的活动度、肩袖肌力的评估、前后抽屉试验、前后恐惧试验、Jerk 试验、Gagey 试验和有无多韧带松弛症等。

第二节　影像学诊断与分型

影像学检查须行肩关节前后位、Y 位、横轴位等 3 个位置的 X 线片检查，检查肱骨头与关节盂骨质情况，必要时行双侧对比检查（图 5-2-1）。CT 三维重建图像可进一步明确是否合并反 Bankart 损伤（图 5-2-2）与反 Hill-Sachs 损伤、关节盂倾斜角等。MRI 检查可以评估关节囊、盂唇、关节腔、肩袖与 SLAP 等损伤。

肩关节后向不稳除单纯盂唇损伤外，还包括后关节囊复合体损伤。其损伤类型有反 Bankart 损伤（图 5-2-3）、POLPSA 损伤（图 5-2-4）、Kim's 损伤（图 5-2-5），后部 GLAD 损伤（图 5-2-6）、RGAGL 损伤（图 5-2-7）、Bennett 损伤（图 5-2-8）、PHAGL（图 5-2-9）和漂浮 PIGHL 损伤[1, 2]（图 5-2-10）。

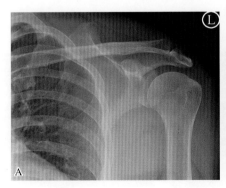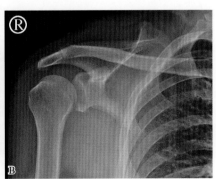

图 5-2-1　X 线片

A. 左肩关节正常；B. 右肩关节为反骨性 Bankart 损伤

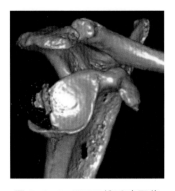

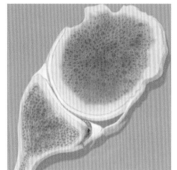

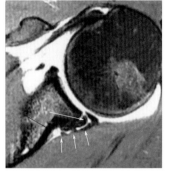

图 5-2-2　CT 三维重建图像

右肩关节后脱位盂唇损伤

图 5-2-3　反 Bankart 损伤

后下部关节盂唇自盂缘撕脱分离，伴后盂缘骨膜撕脱，该损伤引起盂肱下韧带后束和后部关节囊松弛，可直接导致肱骨头向后移位

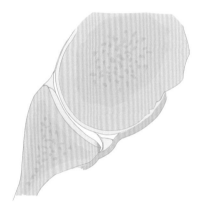

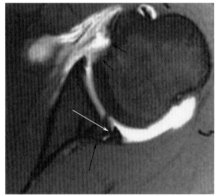

图 5-2-4　POLPSA 损伤

后部关节盂唇及关节囊和骨膜"套袖"状撕脱，即后部盂唇和关节囊骨膜从肩胛盂缘剥离，骨膜保持完整，与 ALPSA 损伤形式相同而位置不同

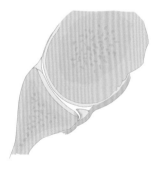

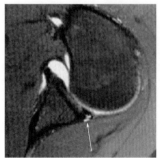

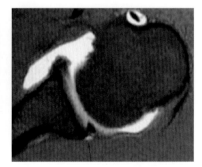

图 5-2-5　Kim's 损伤

后下关节盂唇与肩胛盂在软骨交界处浅表撕裂，MRA 显示盂唇局部不完全撕脱，关节镜下用探钩探查发现撕裂口的下部表面盂唇深层盂唇结构松弛分离，局部盂唇菲薄，肩胛盂后倾。通过盂唇成形以恢复局部盂唇的高度，避免肩胛盂后倾导致的肩关节不稳

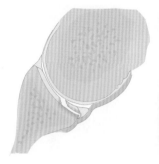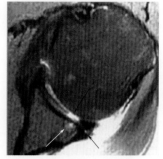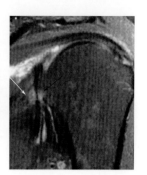

图 5-2-6　后部 GLAD 损伤

局限于 7 点至 9 点的位置，后关节内软骨缺损（右肩）

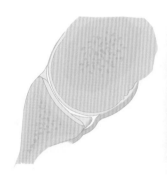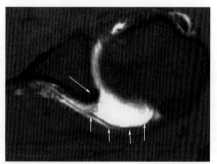

图 5-2-7　RGAGL 损伤

与盂唇韧带撕脱相反，在后下唇上有囊膜和滑膜剥离。肩关节造影显示造影剂从肩胛盂的后下唇部渗出，但有完整的软骨唇连接

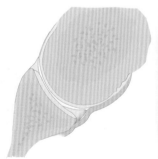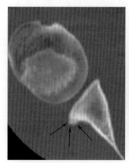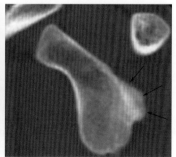

图 5-2-8　Bennett 损伤

沿着后下盂唇的边缘接近盂肱下韧带后束发生关节外钙化，为投掷中减速期出现的盂肱下韧带后束的牵拉伤，POLPSA 代表 Bennett 损伤的急性期改变

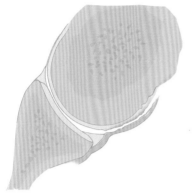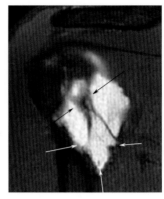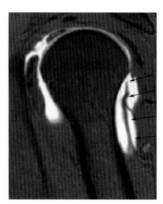

图 5-2-9　PHAGL 损伤

后盂肱韧带在肱骨附着点处撕脱。MRA 显示后盂肱韧带挛缩

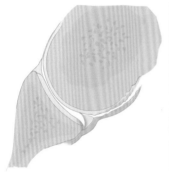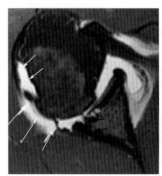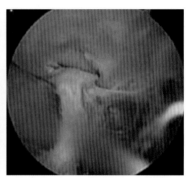

图 5-2-10　漂浮 PIGHL 损伤

合并后盂肱韧带的肱骨撕脱和后盂唇软骨损伤

第三节　肩关节后方不稳修复重建术

一、手术适应证

肩关节损伤以后方不稳为主要表现的多向不稳者，其临床症状明显，严重影响功能，经过保守治疗无效者，可以采取后方不稳修复重建手术。关节镜下缝合后方撕裂的关节囊盂唇复合体，同时紧缩盂肱下韧带后束，处理其他合并伤。

二、手术要点

（一）建立手术入路

从前上入路置关节镜观察后方盂唇损伤及后方不稳情况（图 5-3-1），用硬膜外穿刺针探查建立后外侧入路和后上入路，后外侧入路常规行诊断性检查和锚钉植入等手术操作。后上入路可用于后下盂唇缝合术。

（二）肩关节后方不稳骨创面处理

从前上入路探查后方损伤不稳情况后，用骨膜剥离器或射频等离子刀对后方盂唇创面进行新鲜化处理（图 5-3-2）。

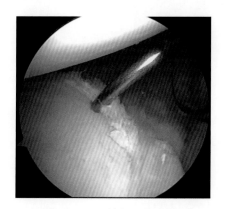

图 5-3-1　前上入路观察

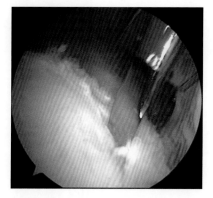

图 5-3-2　骨创面处理

（三）钻孔及缝合固定（图 5-3-3~图 5-3-7）

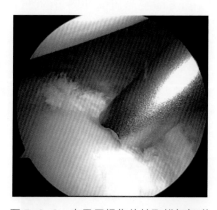

图 5-3-3　在盂唇损伤处钻取锚钉钉道

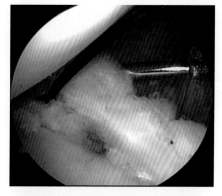

图 5-3-4　缝合后下盂肱韧带并将
PDS 线穿过盂唇组织

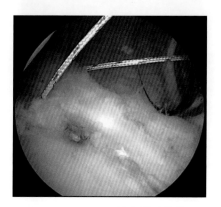

图 5-3-5　PDS 缝线带过缝线

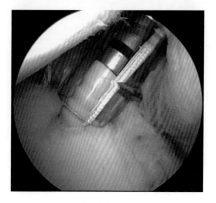

图 5-3-6　缝线穿过无结锚钉孔后
植入肩盂骨道

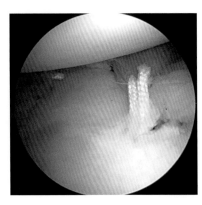

图 5-3-7 前上入路观察后方盂唇损伤已修复完毕

第四节 急性肩关节后脱位

肩关节后脱位手术

急性肩关节后脱位常见于电击伤或癫痫发作，肩关节受到从前向后的暴力，可导致肩关节后脱位。体格检查见患肩后方隆起、前方喙突与肩前外侧角的骨性标志突出，肩关节内旋位固定，杜加斯（Dugas）征（−）。

一、影像学诊断

两侧肩关节 X 线片对照有助于诊断（图 5-4-1）。CT 扫描对肩关节后脱位的诊断具有重要价值，可以显示肩盂的后方骨性 Bankart 损伤及关节盂骨折等情况（图 5-4-2~ 图 5-4-5）。MRI 显示肱骨头脱位及 Bankart 损伤（图 5-4-6）。

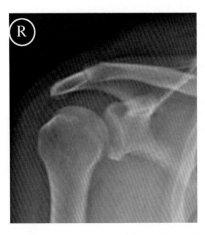
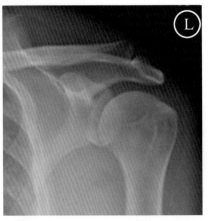

图 5-4-1 两侧肩关节 X 线片

X 线片显示左肩关节正常，右肩关节肱骨头内旋后脱位，关节盂空虚，肱骨头灯泡征、镶边征，关节盂前缘与肱骨头间距≥6 mm

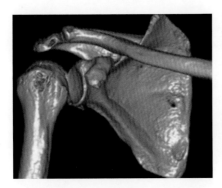

图 5-4-2　CT 三维重建图像（一）

右肩肱骨头向后脱位

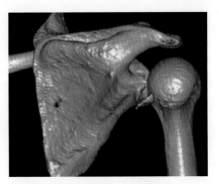

图 5-4-3　CT 三维重建图像（二）

肩盂后方骨性 Bankart 损伤

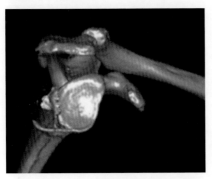

图 5-4-4　CT 三维重建图像（三）

后方骨性 Bankart 损伤

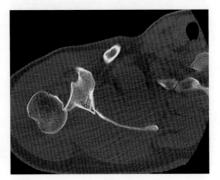

图 5-4-5　CT 平扫图像

肩关节后脱位伴反 Hill-Sachs 损伤

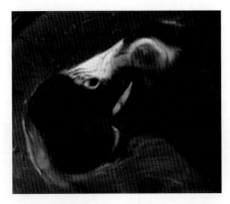

图 5-4-6　MRI 图像

右肩肱骨头向后脱位，后方 Bankart 损伤

二、手术要点

全身麻醉下手法牵引复位如不成功，则需要手术复位，侧卧位对上肢进行牵引，关节镜下手术修复后方盂唇损伤的同时修复反 Hill-Sachs 损伤。

145

（一）建立关节镜常规入路

前上入路及前下入路（图 5-4-7）、后方入路（图 5-4-8）为常规手术入路。探查前盂唇和肩袖情况，注意是否合并 SLAP 损伤和前方反 Hill-Sachs 损伤。在前上入路监视下建立后外侧入路，观察后方盂唇，是否合并后方 Bankart 损伤。前上侧入路除了可提供关节盂的全貌，对关节盂损伤能进行全面评估，还可通过内旋肩关节，清晰地看到反 Hill-Sachs 损伤，可作为前方肩胛下肌填塞与后方盂唇修复术植入锚钉时的观察通道。

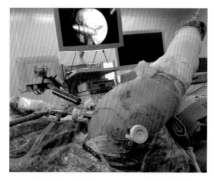 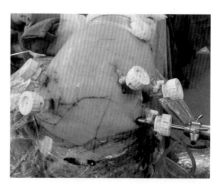

图 5-4-7　建立后方、前上、前下入路（从前上入路观察）　图 5-4-8　合并 SLAP 损伤时，需要另加 Wilmington 入路（从后方入路观察）

（二）锚钉植入修复损伤（图 5-4-9~ 图 5-4-18）

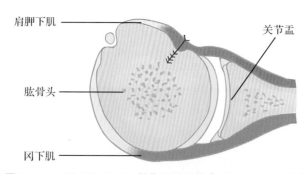

图 5-4-9　反 Hill-Sachs 损伤需采用改良 McLaughlin 手术

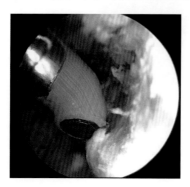 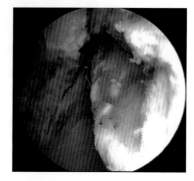

图 5-4-10　前方反 Hill-Sachs 损伤其骨床要新鲜化，清理创面的瘢痕组织　图 5-4-11　前方反 Hill-Sachs 损伤骨床的瘢痕组织清理后露出新鲜创面

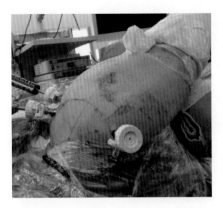

图 5-4-12　前下入路采用导向器判定锚钉植入方向

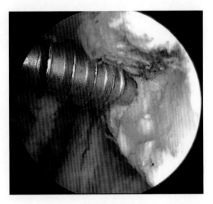

图 5-4-13　前下入路钻入锚钉攻丝器预制锚钉钉道

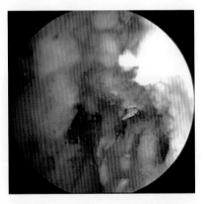

图 5-4-14　锚钉钉道孔预制完毕

关节镜下观察钉道分布情况

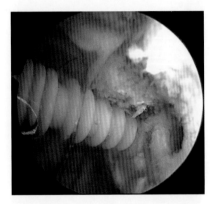

图 5-4-15　在肱骨头损伤区拧入锚钉

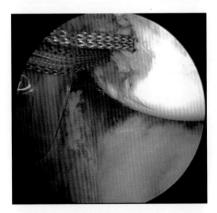

图 5-4-16　查看锚钉固定情况

拧入锚钉后牵拉其张力，查看锚钉的稳定情况

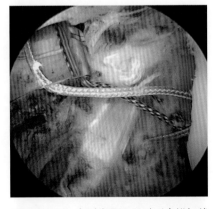

图 5-4-17　穿过肩胛下肌腱引出锚钉线

用刺枪状钳穿过肩胛下肌腱，将锚钉线引出，线间距至少大于1cm，有利于将肌腱填入骨缺损处，引线完毕暂时不打结

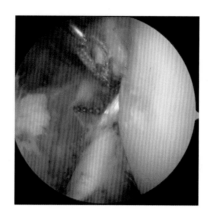

图 5-4-18　后方盂唇修复完成后进行肩胛下肌腱填塞术

（三）后方盂唇与骨性损伤的修复

后方骨性 Bankart 损伤的锚钉可选用打结锚钉或无结锚钉，植入数量根据骨折块大小决定，一般用 3~4 枚锚钉。第 1 枚锚钉固定于骨折块下缘，第 2 枚锚钉固定于骨折块中部，第 3 枚锚钉固定于骨折块上缘（图 5-4-19~ 图 5-4-26）。

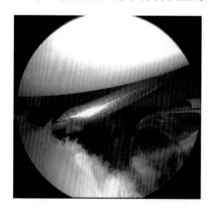

图 5-4-19　用硬膜外针头定位，选择
锚钉植入点

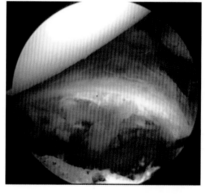

图 5-4-20　后方骨性 Bankart 损伤

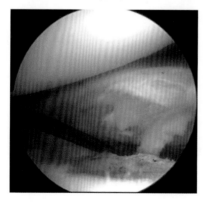

图 5-4-21　缝合钩绕过骨折块，
放出 PDS 线

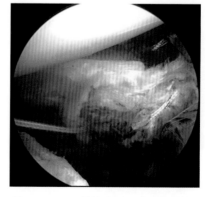

图 5-4-22　缝线穿过或包绕骨折块

如骨折块较大时，缝合钩难以绕过骨折块，
可将缝合钩刺穿骨折块过线

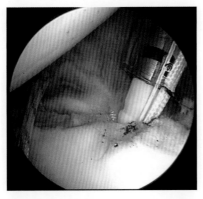

图 5-4-23　缝线捆扎固定后盂唇骨块

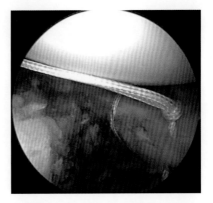

图 5-4-24　植入无结锚钉固定

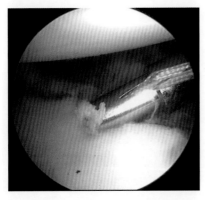

图 5-4-25　植入无结锚钉固定后剪线

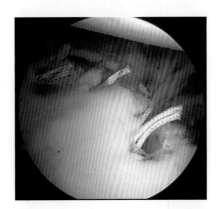

图 5-4-26　后方骨性 Bankart 损伤
缝合后情况

（四）前方肩胛下肌腱填塞术（图 5-4-27~ 图 5-4-30）

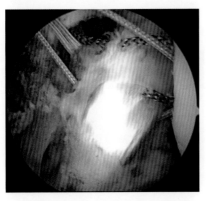

图 5-4-27　前上入路观察，
前下入路过线

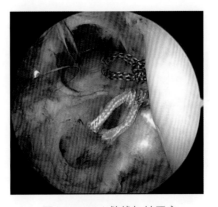

图 5-4-28　缝线打结固定

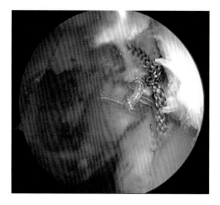

图 5-4-29　肩胛下肌腱填塞固定良好

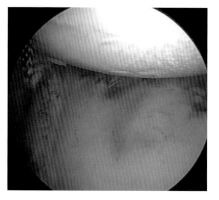

图 5-4-30　肱骨头复位后恢复到
肩盂的中心位

三、术后影像学评估（图 5-4-31~ 图 5-4-35）

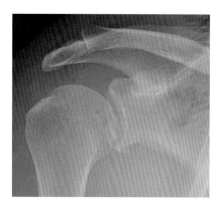

图 5-4-31　右肩关节正位 X 线片

右肩关节后脱位已恢复

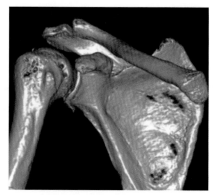

图 5-4-32　CT 三维重建图像（一）

右肩关节复位，显示肱骨头锚钉点位置情况

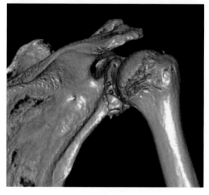

图 5-4-33　CT 三维重建图像（二）

后方骨性 Bankart 损伤修复

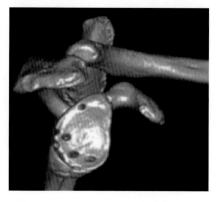

图 5-4-34　CT 三维重建图像（三）

关节盂骨性结构恢复完整

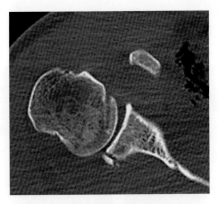

图 5-4-35　CT 图像

肱骨头及关节盂解剖关系恢复良好

（黄长明）

第五节　肩关节后脱位锁定型

从前向后的肩关节暴力外伤（图 5-5-1）、电击伤和癫痫均可引起肩关节后脱位。肩关节后脱位发病率为 1.1/10 万，占肩关节脱位的 3%。漏诊率为 50%~79%。34% 合并肩关节骨折；2%~13% 合并肩袖损伤；29%~86% 合并反 Hill-Sachs 损伤。主要表现为患肩后方隆起、前方喙突与肩峰前外侧角的骨性标志突出。肩关节呈内旋位固定，Duge 征（﹣）。肩关节后脱位分为 3 种类型：①肩峰下型，肱骨头位于肩峰下，但关节面朝后，位于肩胛盂的后方，此型最常见，约占肩关节后脱位的 98%。②盂下型，肱骨头位于关节盂下方。③冈下型，肱骨头位于肩胛冈下。

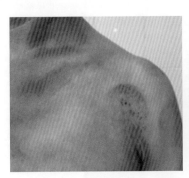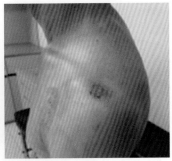

图 5-5-1　左肩关节外伤性后脱位

喙突与肩峰前外侧角骨性标志突出

151

一、影像学诊断（图5-5-2～图5-5-5）

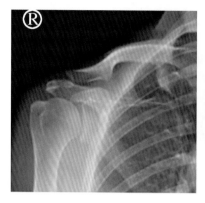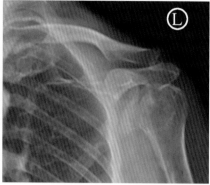

图 5-5-2　肩关节正位 X 线图像

右侧正常，左侧肱骨头内旋，呈灯泡征

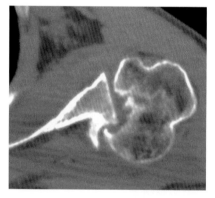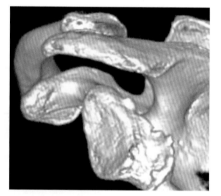

图 5-5-3　右肩关节横轴位 CT 图像

肱骨头向后脱位，肱骨头压缩骨折，肩盂与
肱骨头咬合

图 5-5-4　CT 三维重建图像

肱骨头后脱位，造成肩盂后下方损伤

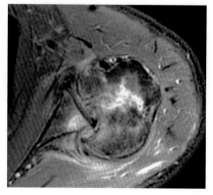

图 5-5-5　右肩关节横轴位 T2 压脂 MRI 图像

肩关节后脱位，肩盂肱骨头骨髓水肿，伴肱骨头压缩骨折

二、手术要点

根据患者的年龄、活动量大小、外伤性脱位的时间、肱骨头的压缩范围、癫痫发作情况等因素决定治疗方案（图 5-5-6）。

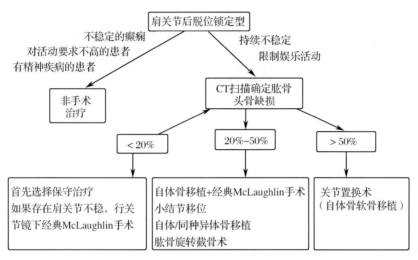

图 5-5-6 肩关节后脱位锁定型治疗流程

（一）切开复位修复术

对于陈旧性脱位，应采用切开复位内固定术。因为创伤后瘢痕增生粘连，关节镜下视野不清楚，复位相当困难，不要追求关节镜微创手术，应采用前方切开复位固定手术（图 5-5-7~ 图 5-5-10）。

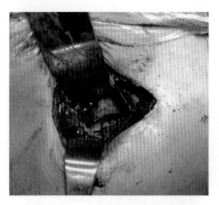

图 5-5-7 切开肩胛下肌止点

肩关节前方直切口，纵行切开肩胛下肌止点，显示肩关节腔解剖结构

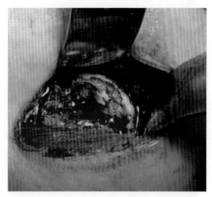

图 5-5-8 肱骨头前方缺损为反 Hill-Sachs 损伤

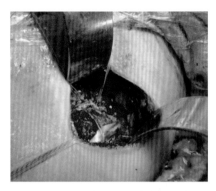

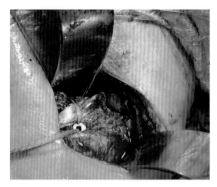

图 5-5-9　肩胛下肌腱填塞固定

肱骨头复位后，将肩胛下肌腱填塞于肱骨头缺损处并行固定

图 5-5-10　锚钉单排或桥式缝合固定

采用 McLaughlin 手术将肩胛下肌止点切断后填塞于肱骨头前方的缺损处，用锚钉单排或桥式缝合固定，也可将肱二头肌长头肌腱一并固定

（二）关节镜下修复术

对于新鲜脱位或脱位病程在 3 个月内者，可尝试采用关节镜微创手术（图 5-5-11~ 图 5-5-25）。

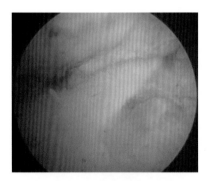

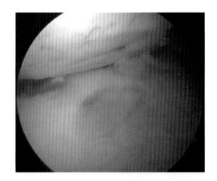

图 5-5-11　关节镜下探查

左肩前方瘢痕嵌于肱骨头与肩盂的后方之间

图 5-5-12　镜下探查肩关节后脱位复位后改变

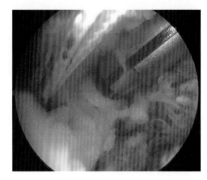

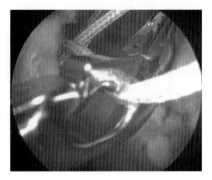

图 5-5-13　在左肩前方肱骨头缺损处植入锚钉

图 5-5-14　用枪式缝合器穿过肩胛下肌腱将缝线牵过肌腱

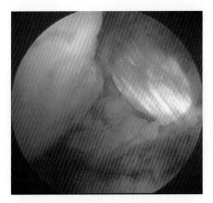

图 5-5-15　改良 McLaughlin 手术

将肩胛下肌腱填塞于肱骨头缺损处，缝线打结固定

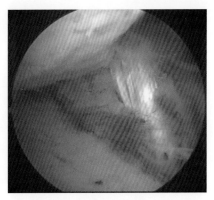

图 5-5-16　左肩关节后脱位复位后

显示固定位置良好

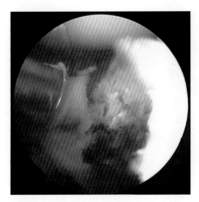

图 5-5-17　清理肩关节后方盂唇组织

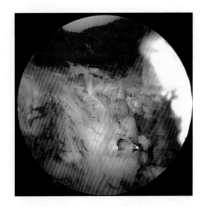

图 5-5-18　从后方入路缝合后盂唇复合体

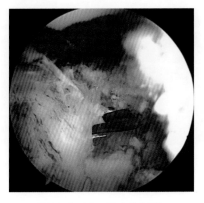

图 5-5-19　缝合钩过线

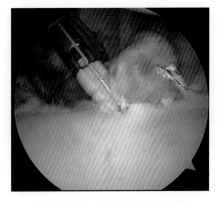

图 5-5-20　植入无结缝合锚钉

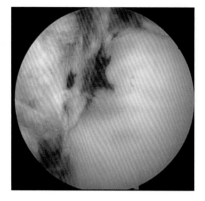

图 5-5-21　肩关节后方盂唇缝合固定
后缺损消失

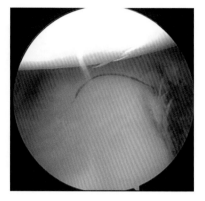

图 5-5-22　肱骨头已恢复到肩盂
中心位置

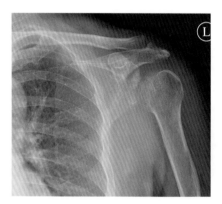

图 5-5-23　左肩关节正位 X 线图像

左肩关节后脱位

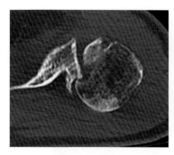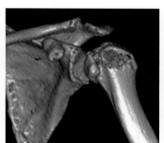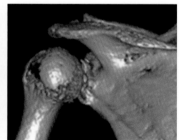

图 5-5-24　术前 CT 及 CT 三维重建图像

肩关节后脱位呈咬合状态，肱骨头压缩骨折骨缺损，后方盂唇骨缺损

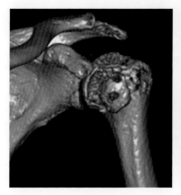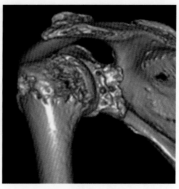

图 5-5-25　术后 CT 三维重建图像

脱位复位，肩盂锚钉位置良好

（黄长明　付仰攀）

参考文献

[1] Yu J S, Ashman C J, Jones G. The POLPSA lesion: MR imaging findings with arthroscopic correlation in patients with posterior instability. Skeletal Radiol, 2002, 31(7): 396.

[2] Harish S, Nagar A. Imaging findings in posterior instability of the shoulder. Skeletal Radiol, 2008, 37(8): 693–707.

第六章 SLAP 损伤

第一节 概 述

一、SLAP 损伤的分型

肱二头肌长头肌腱与上盂唇连接，构成复合体，正常复合体与盂唇组织连接紧密，盂唇边缘光滑（图 6-1-1）。SLAP（superior labrum anterior and posterior）损伤是指肩关节上盂唇从前向后的损伤，同时累及肱二头肌长头肌腱附着处，好发于肩关节反复牵拉、挤压或过顶运动者。

1985 年 Andrews[1] 首次提出描述。1990 年 Snyder[2] 研究了一系列肩关节上盂唇损伤，并使用 "SLAP" 术语。根据 SLAP 损伤的位置和损伤

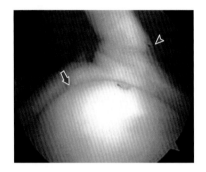

图 6-1-1 正常上盂唇关节镜下表现

后的稳定性将其分为 5 型：Ⅰ 型，占 21%（图 6-1-2）；Ⅱ 型，占 55%（图 6-1-3）；Ⅲ 型，占 9%（图 6-1-4）；Ⅳ 型，占 10%（图 6-1-5）；其他归于 "复杂型"，占 5%。

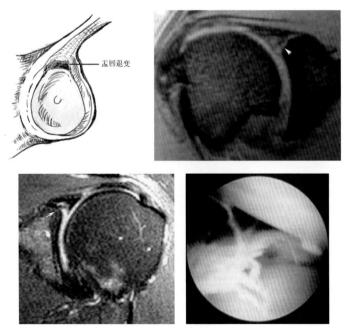

盂唇退变

图 6-1-2 SLAP 损伤 I 型

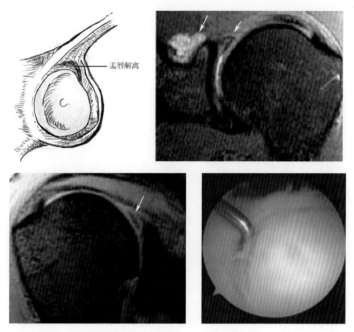

盂唇解离

图 6-1-3 SLAP 损伤 II 型

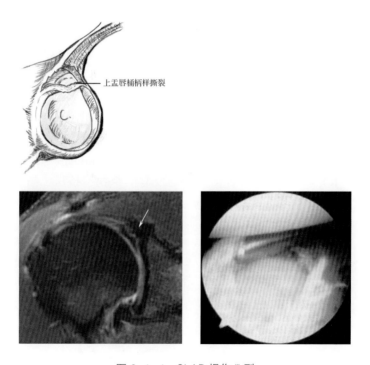

上盂唇桶柄样撕裂

图 6-1-4 SLAP 损伤 III 型

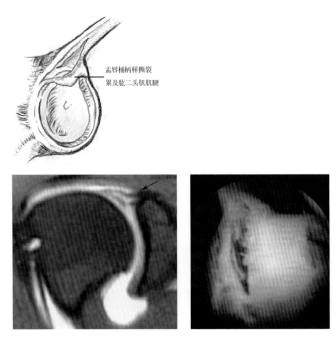

图 6-1-5　SLAP 损伤Ⅳ型

Morgan[3] 将最多见的Ⅱ型 SLAP 损伤分为 3 个亚型。Ⅱa 前上型（单次暴力损伤的非运动员多见）；Ⅱb 后上型；Ⅱc 前后位联合型。其中Ⅱb 型及Ⅱc 型常见于投掷运动员。随后有较多文献报道 SLAP 损伤，甚至出现过度治疗和干预，但实际发生率很低，文献报道关节镜下仅有 4%~6% 患者可见此类损伤。

二、SLAP 损伤的诊断

SLAP 损伤主要发生在过顶投掷运动，主要症状是疼痛，有时可出现交锁、弹响及不稳等现象。通过解剖学、生物力学和病理学研究，Burkhart[4] 提出 peel-back 损伤机制（图 6-1-6），由于肱二头肌长头肌腱反复的牵拉、挤压、扭转以及剪切力，造成其附着的上盂唇牵拉伤，O'Brien 试验可诱发剧烈的疼痛（图 6-1-7）。

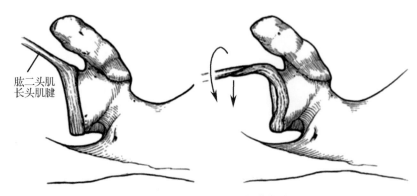

图 6-1-6　peel-back 损伤机制

　　Cook[5] 以关节镜检查为金标准，前瞻性地评价了目前临床诊断 SLAP 损伤常用的体格检查方法的可靠性（O'Brien 试验、肱二头肌载荷试验 Ⅱ、O'Driscoll 试验、Speed 试验），结果显示，无论对于单纯 SLAP 损伤还是合并伤，体格检查无法确诊也无法排除诊断，该研究认为体格检查可靠性不高。

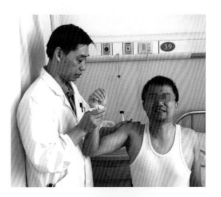

图 6-1-7　O'Brien 试验
诱发右肩剧烈疼痛

　　从影像学上看，常规肩关节 X 线检查对 SLAP 损伤的诊断帮助不大，关节造影、超声及 MRI 对诊断该病有一定意义。近年来，磁共振关节造影（MRA）技术进一步提高了诊断的敏感性和特异性，若有 SLAP 损伤存在，MRA 影像可在上盂唇、肱二头肌长头肌腱附着处发现高信号（图 6-1-8）。由于上盂唇解剖变异大，MRA 仍难以准确诊断。

　　目前，关节镜下诊断仍作为诊断的金标准（图 6-1-9）。尽管如此，即使是高年资医师，对镜下诊断 SLAP 损伤也存在一定的差异。

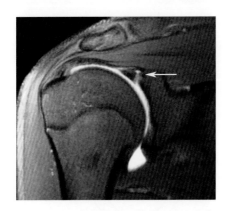

图 6-1-8　肩关节斜冠状位 MRA 图像
显示 SLAP 损伤

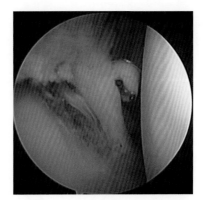

图 6-1-9　肱二头肌腱联合腱盂唇
连接处 SLAP 损伤 Ⅱ 型

第二节　不同类型 SLAP 损伤的手术

　　SLAP 损伤首先应采取规范的非手术治疗。如果治疗效果不佳，可以采用关节镜检查以明确诊断。关节镜手术的指征目前尚没有统一标准。应该考虑患者的年龄、受伤机制、是否合并肩关节不稳、运动方式（如投掷运动）和运动激烈程度（如接触性运动）以及 SLAP 损伤的类型综合评定。

　　手术方式包括单纯清理术、盂唇修复固定术、肱二头肌长头肌腱切除或固定术。具体在什么情况下采取哪种手术方式、术后疗效如何，文献报道结果大相径庭。因此，如何诊断及治疗 SLAP 损伤，目前仍为临床的难点。

SLAP 损伤修
复手术（一）

SLAP 损伤修
复手术（二）

一、Ⅰ型损伤及Ⅲ型损伤

可以采用单纯的关节镜下清理变性的盂唇组织，注意保存正常的上盂唇及肱二头肌长头肌腱附着处（图 6-2-1）。

二、Ⅱ型损伤

SLAP 损伤Ⅱ型手术方式见图 6-2-2~图 6-2-10。

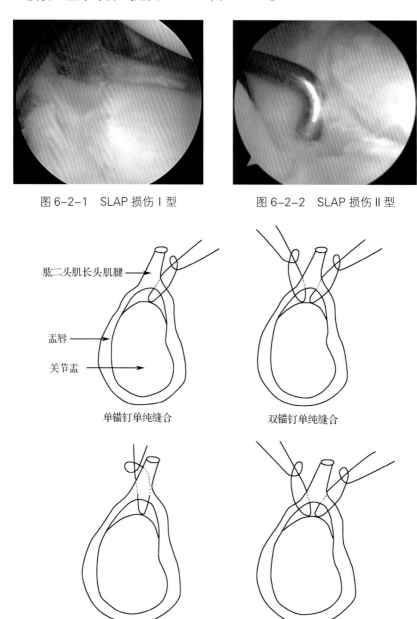

图 6-2-1　SLAP 损伤Ⅰ型　　　　　图 6-2-2　SLAP 损伤Ⅱ型

肱二头肌长头肌腱

盂唇

关节盂

单锚钉单纯缝合　　　　双锚钉单纯缝合

单锚钉水平褥式缝合　　　单锚钉双缝线单纯缝合

图 6-2-3　关节镜下缝线锚钉固定的不同方法

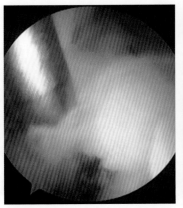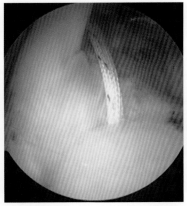

图 6-2-4 12 点位植入锚钉

清理肩盂骨床后在肩盂 12 点位置复合体旁植入锚钉，固定盂唇组织

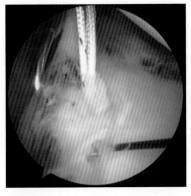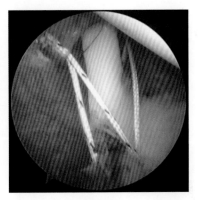

图 6-2-5 锚钉植入及过线

在肱二头肌长头肌腱后侧盂唇损伤区呈 45° 植入锚钉，采用过线器将 PDS 线穿过盂唇。应注意避免损伤肩胛上神经

图 6-2-6 缝线从肱二头肌腱的前、后方分别用抓持器牵出工作鞘管

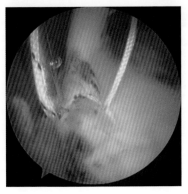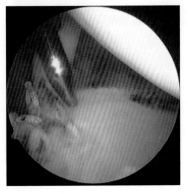

图 6-2-7 在肱二头肌腱的后方打结固定

图 6-2-8 探查上盂唇固定后的稳定情况

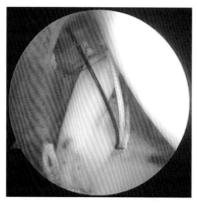 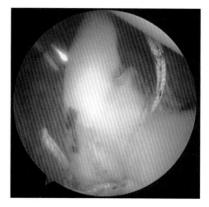

图 6-2-9　探查发现二头肌腱附着处
盂唇有损伤，植入锚钉 1 枚，使用过线
器将 PDS 线由外向内穿过盂唇

图 6-2-10　线穿过后拉出，打结固
定，线结在盂唇外侧避免撞击

三、Ⅳ型损伤

SLAP 损伤Ⅳ型（图 6-2-11）根据肱二头肌长头肌腱撕脱情况决定手术方案。特别是老年肱二头肌腱变性、大部分撕裂，可采用切除损伤的盂唇，行肱二头肌长头肌腱腱沟固定。

年轻的患者可以将撕裂部分缝于附着部，有的将撕裂的肌腱也缝合在一起固定（图 6-2-12），以保证整个盂唇环的稳定性。

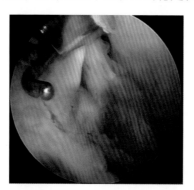 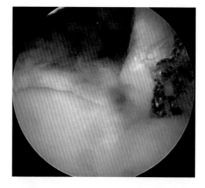

图 6-2-11　SLAP 损伤Ⅳ型
桶柄样撕裂累及肱二头肌长头肌腱

图 6-2-12　SLAP 损伤Ⅳ型修复固定
以保证盂唇环稳定和肱二头肌长头肌腱完整

四、术后康复

术后 4~6 周患肢悬吊固定。1 周内可在固定中轻轻地活动肘和手。1 周后可去掉吊带活动肩关节，但外旋不要超过中立位，后伸不要超过身侧，不要伸直肘关节。术后 6 周开始主动活动锻炼，8~10 周开始力量训练。过顶运动在术后 3~4 个月方能开始，一般 4~6 个月恢复正常运动。

（杨星光）

参考文献

[1] Andrews J R, Broussard T S, Carson W G. Arthroscopy of the shoulder in the management of partial tears of the rotator cuff: a preliminary report. Arthroscopy, 1985, 1(2): 117–122.

[2] Snyder S J, Karzel R P, Del Pizzo W, et al. SLAP lesions of the shoulder. Arthroscopy, 1990, 6(4): 274–279.

[3] Morgan C D, Burkhart S S, Palmeri M, et al. Type Ⅱ SLAP lesions: three subtypes and their relationships to superior instability and rotator cuff tears. Arthroscopy, 1998, 14(6): 553–565.

[4] Burkhart S S, Morgan C D, Kibler W B. The disabled throwing shoulder: spectrum of pathology Part I: pathoanatomy and biomechanics. Arthroscopy, 2003, 19(4): 404–420.

[5] Cook C, Beaty S, Kissenberth M J, et al. Diagnostic accuracy of five orthopedic clinical tests for diagnosis of superior labrum anterior posterior (SLAP) lesions. J Shoulder Elbow Surg, 2012, 21(1): 13–22.

第七章 肩关节周围炎

第一节 概　述

肩关节周围炎又称冻结肩，是一种临床常见的肩关节疾病，以患者肩关节疼痛及活动受限为主要表现。Neviaser[1]于1945年提出粘连性肩关节囊炎的概念，并描述了滑膜和滑膜下的病理变化。从那时起，粘连性关节囊炎和冻结肩在文献中就已经作为描述多种病因导致肩关节僵硬的统称，可以互相替代。

一、肩关节周围炎的诊断

肩关节周围炎诊断标准：患侧肩关节疼痛伴夜间痛；肩关节主动、被动活动均明显受限，上举＜100°，外旋小于健侧的一半（图7-1-1、图7-1-2）。

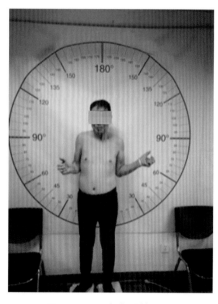

图7-1-1　右肩外旋受限

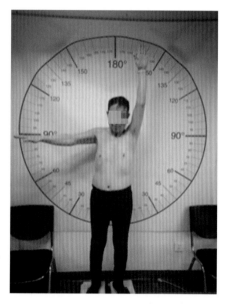

图7-1-2　右肩外展受限

肩关节周围炎可以分为原发性和继发性两类。原发性肩关节周围炎又称为特发性肩关节周围炎，尚未发现明确病因。继发性肩关节周围炎指继发于患侧上肢创伤和手术之后的肩痛和关节僵硬。

肩关节周围炎发病机制尚未明确，分型也没有在大范围内达成共识，病理变化尚不能完全阐明。

二、肩关节周围炎的分期

通常，原发性肩关节周围炎的病理进程可分为 4 期[2, 3]。

（一）一期

1. **症状持续时间**　3 个月左右。

2. **疼痛性质**　通常主动及被动活动时伴有剧烈疼痛，夜间痛明显。

3. **活动范围**　主动及被动活动均明显受限，但麻醉状态下检查被动活动往往受限不严重。

4. **关节镜下表现**　可见盂肱关节内散在滑膜炎。肩袖间隙轻度充血（图 7-1-3）。

5. **MRI 表现**　下方关节囊增厚，滑膜仍可与关节囊区分开（图 7-1-4）。

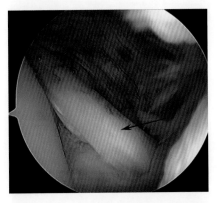 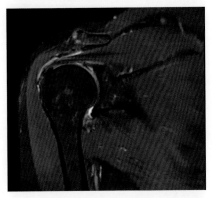

图 7-1-3　一期肩关节周围炎关节镜表现

黑色↑所指为肩胛下肌腱，其上方为肩袖间

隙散在炎性充血，其左侧为肱骨头

图 7-1-4　一期肩关节周围炎 MRI 图像

红色↑所指为下方关节囊

（二）二期

1. **症状持续时间**　3 个月左右。

2. **疼痛性质**　疼痛较一期有所改善，夜间痛可不明显。

3. **活动范围**　主动及被动活动受限较一期严重，此期已经出现关节囊挛缩，麻醉状态下被动活动明显受限。

4. **关节镜下表现**　可见散在的滑膜炎性增生，血管广泛充血（图 7-1-5）。

5. **MRI 表现**　下方关节囊 T2 呈现高信号，明显增厚，关节囊与滑膜之间不易区分（图 7-1-6）。

（三）三期

1. **症状持续时间**　3 个月左右。

2. **疼痛性质**　疼痛较前继续减轻，被动活动至终点时可诱发疼痛。

3. **活动范围**　肩关节被动活动仍明显受限，主动活动亦因被动活动范围减小而受限，但活动末期疼痛较前减轻。麻醉下检查与清醒状态下检查活动范围一致。

4. **关节镜下表现**　血管增生明显减少，可见大量残留的纤维化滑膜，插入关节镜时可感觉关节囊增厚（图 7-1-7）。

5. MRI 表现　下方关节囊呈现高信号，为成熟的关节囊瘢痕，腋下隐窝和滑膜完全消失（图 7-1-8）。

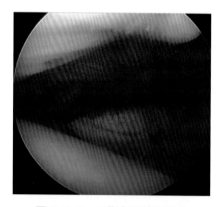

图 7-1-5　二期肩关节周围炎
关节镜表现

黑色↑所指为肩胛下肌腱，其上方为肩袖间隙广泛炎性充血，其左下方为肱骨头

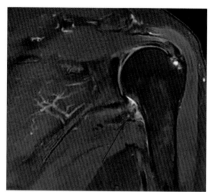

图 7-1-6　二期肩关节周围炎
MRI 图像

红色↑所指为下方关节囊明显增厚，呈现高信号

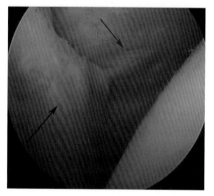

图 7-1-7　三期肩关节周围炎
关节镜表现

黑色↑所指为肩胛下肌腱，其上方几乎未见炎性充血，但可见肩袖间隙内瘢痕组织（红色↑）形成，右下方为肱骨头

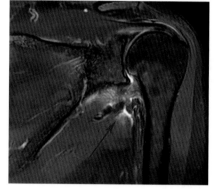

图 7-1-8　三期肩关节周围炎
MRI 图像

红色↑示下方关节囊呈现大量高信号

（四）四期

1. **症状持续时间**　3 个月左右。
2. **疼痛性质**　肩关节疼痛几乎完全消失。
3. **活动范围**　被动活动范围开始逐渐改善。
4. **关节镜下表现**　通常无需行关节镜手术干预。
5. **MRI 表现**　接近正常表现，可残留下方关节囊轻度增厚，腋下隐窝及滑膜再次出现（图 7-1-9）。

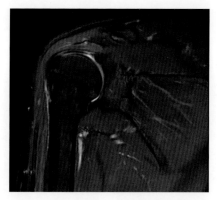

图 7-1-9　四期肩关节周围炎 MRI 图像

腋下隐窝及滑膜再次出现，关节囊增厚

第二节　肩关节周围炎的治疗

肩关节周围
炎镜下松解
手术

一、个性化治疗

针对不同患者不同的进程，进行个性化治疗[4]。

一期：由于炎症进行性加重，通常给予非甾体抗炎药、封闭治疗等保守治疗，以减轻炎症带来的疼痛等症状。通常不在此阶段进行功能锻炼及手术干预。

二期：由于炎症反应接近晚期，可以适当进行功能康复。

二期末及三期：可选择手术干预，通常采用手法松解及关节镜镜下松解的方法。

四期：由于患者症状已明显减轻，被动活动范围开始改善，通常手术干预意义不大。

二、手法松解

通常选择在关节镜手术开始前进行手法松解，这样可以改善关节活动度，便于镜头穿刺进入关节腔。手法松解步骤：术者一手固定患者肩峰及肩胛骨，另一手握持患者肘部，先进行被动前屈上举（图 7-2-1），再进行被动外展（图 7-2-2），最后进行外旋松解（图 7-2-3）。不建议过度进行外旋松解，因为外旋力臂较大，可能导致医源性 Bankart 损伤。

三、关节镜镜下松解

首先松解肩袖间隙，肱二头肌腱前方，可松解至喙突后方（图 7-2-4），直至肩胛下肌上缘的关节囊，必要时可松解盂唇前方的盂肱中韧带（图 7-2-5）。

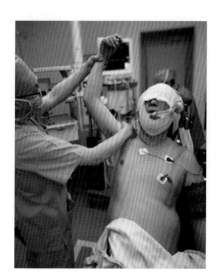

图 7-2-1　前屈方向松解

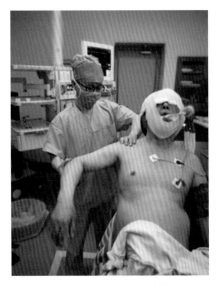

图 7-2-2 外展方向松解

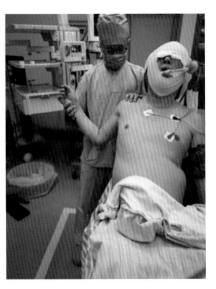

图 7-2-3 外旋方向松解

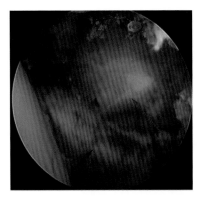

图 7-2-4 肩袖间隙已完全松解

红色↑所指为联合腱，黑色↑所指为肩胛下肌腱，左侧为肱骨头

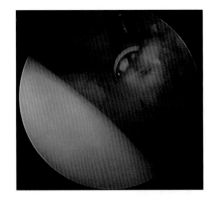

图 7-2-5 松解盂肱中韧带部分

黑色↑所指为盂肱中韧带

（赵　峰　张星火）

参考文献

[1] Neviaser J S. Arthrography of the shoulder joint: study of the findings in adhesive capsulitis of the shoulder. Am J Bone Joint Surg, 1962, 44-A: 1321-1359.

[2] Neviaser R J,Neviaser T J. The frozen shoulder. Diagnosis and management. Clin Orthop Relat Res, 1987, 223: 59-64.

[3] Neviaser A S, Hannafin J A. Adhesive capsulitis: a review of current treatment. Am J Sports Med, 2010, 38(11): 2346-2356.

[4] Nagy M T, Macfarlane R J, Khan Y, et al. The frozen shoulder: myths and realities. The Open Orthopaedics Journal, 2013, 7: 352-355.

第八章 钙化性肩袖肌腱炎

第一节 概 述

钙化性肩袖肌腱炎是由于肌腱内钙质沉积引起的炎症反应，该病好发于30~50岁女性[1, 2]。在肩关节的常规检查中，有2.7%~22%的患者有肩袖钙盐沉积，其中34%~45%的患者有临床症状[3]。其病因不明，可能是患者肩关节撞击征导致了肌腱纤维的退变，钙盐结晶进入肩袖组织的肌腱及滑囊，发生钙化性改变。钙盐沉积也可能与局部血运和代谢因素有关。

一、分期及临床表现

钙化性肩袖肌腱炎的病理过程通常分为3期[3]。第一期为钙化前期，肌腱组织发生纤维软骨化生，无临床症状，即胶态的致密结缔组织被半固态的软骨组织替代。第二期为钙化期，肌腱内发生软骨细胞介导的钙化，形成钙化物沉积，此时可能无症状或有不同程度的疼痛。第三期为钙化吸收期，钙沉积的周边出现血管通道，随之逐渐发生钙盐吸收，此阶段临床主要表现为肩部突发难以忍受的剧烈疼痛，严重者影响睡眠，患者呈痛苦表情，肩关节活动受限。多数采用药物、体外冲击波、局部激素封闭等治疗可获得满意的效果，但仍有10%的患者需手术治疗，钙化灶清除术是有效的治疗方法[4, 5]。

二、影像学表现

钙化性肩袖肌腱炎常见于冈上肌肌腱，也可发生于冈下肌肌腱，肩胛下肌和小圆肌较为少见[1, 6]。通过X线、CT及MRI等影像学检查可以确诊（图8-1-1~图8-1-4）。X线检查显示钙化灶通常位于冈上肌邻近大结节止点1.5~2 cm处，亦可发生于冈下肌。

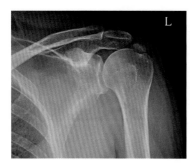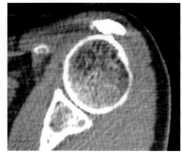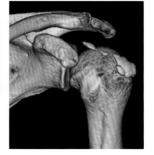

图8-1-1 X线及CT图像

显示钙化位于冈上肌内

172

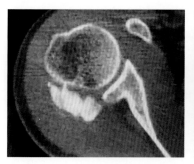

图 8-1-2　CT 图像

清楚地显示钙化灶位于冈下肌内，便于术中钙化灶定位

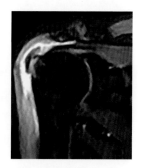

图 8-1-3　MRI 图像

显示肩袖内钙化灶及高信号区为炎症渗出，有利于排除感染或肿瘤

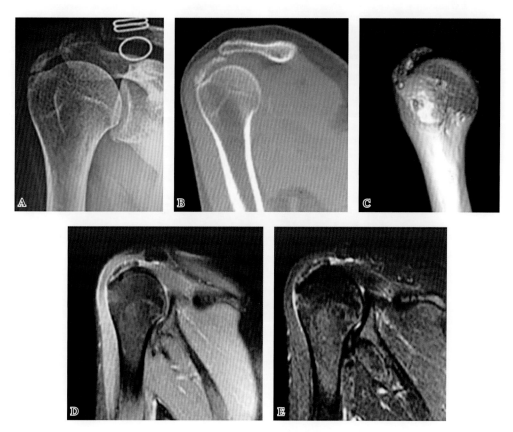

图 8-1-4　钙化性肩袖肌腱炎

同一患者 A. X 线；B. CT 平扫；C. CT 三维重建；D. MRI T1 加权像；E. MRI T2 加权像

第二节　关节镜下钙化性肌腱炎清理术

一、麻醉及体位

臂丛麻醉或全身麻醉后，患者取沙滩椅位（图 8-2-1）或侧卧位（图 8-2-2）。术前标记肩部解剖结构及疼痛点（图 8-2-3），疼痛明显的部位多数是病灶所在的部位，应作为关节镜检查的重点部位。

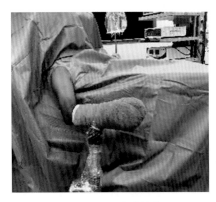

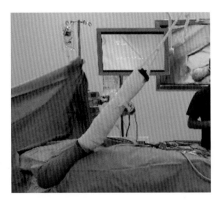

图 8-2-1　沙滩椅位　　　　　　　　　图 8-2-2　侧卧位

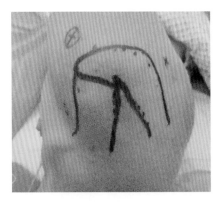

图 8-2-3　术前标记肩关节骨性标志及疼痛点

二、手术步骤

从后方入路置入关节镜（图 8-2-4），常规检查盂肱关节，仔细检查肩关节腔侧肩袖组织，观察有无色泽改变。

关节镜下检查盂肱关节。有时可见到局部有充血及红肿的"草莓斑"（图 8-2-5、图 8-2-6），即冈上肌腱内钙化病灶沉积部位刺激发生的炎症反应区[7]。手术步骤见图 8-2-7~图 8-2-18。

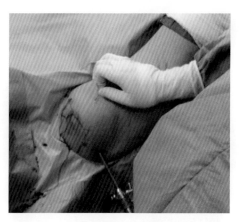

图 8-2-4　肩关节后方入路置入关节镜

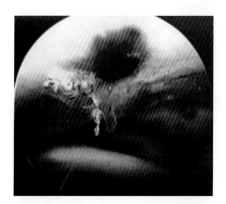

图 8-2-5　冈上肌腱关节囊侧病灶（一）

显示充血及红肿的"草莓斑"

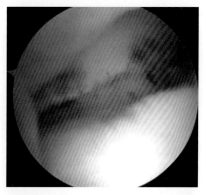

图 8-2-6　冈上肌腱关节囊侧病灶（二）

充血及红肿为非典型的"草莓斑"

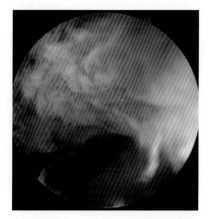

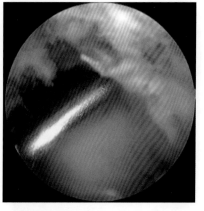

图 8-2-7　"草莓斑"内为钙化沉积物

针头由外向内穿过"草莓斑"，会看到针头带有白色钙化沉积物

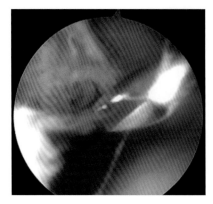

图 8-2-8　定位钙化灶的位置

针头穿过钙化灶后，将一根 PDS 线从针芯中穿过，用来定位钙化灶的位置

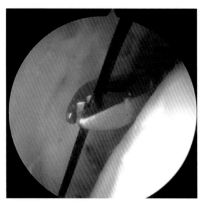

图 8-2-9　留下 PDS 线以定位钙化位置

将针头拔出，留下 PDS 线以定位钙化位置，为防止拔针头时将线带出，先用抓线钳将 PDS 线抓牢，然后拔针

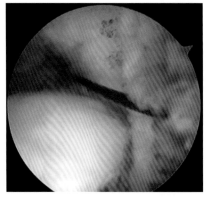

图 8-2-10　在肩峰下间隙找到病灶

针头拔出后，PDS 线留在"草莓斑"位置作为向导，以便在肩峰下间隙找到病灶

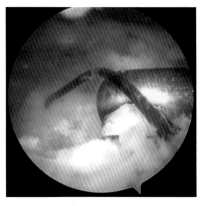

图 8-2-11　确定钙化灶位置

在肩峰下找到 PDS 标记线，快速确定钙化灶位置

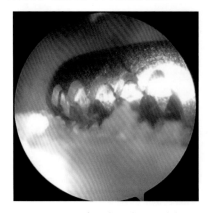

图 8-2-12　清理肩袖表面滑囊组织

从后方入路沿肩峰后缘下方进入肩峰下间隙，置入刨削刀，清理肩袖表面滑囊组织

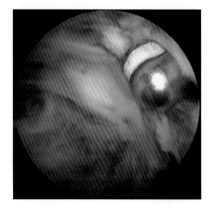

图 8-2-13　显露肩袖上表面

射频气化清理肩峰下滑囊组织，直至显露肩袖上表面

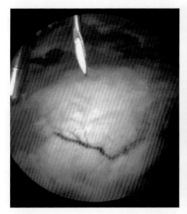
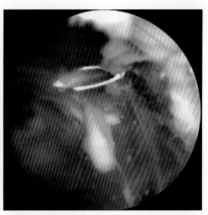

图 8-2-14　用针头多点刺入

采用硬膜外针头在肩袖表面向肌腱内多点刺入，有白色钙化物带出

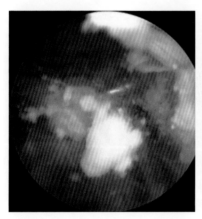
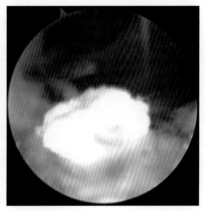

图 8-2-15　针头刺破囊壁组织后钙化组织涌出

用硬膜外针头刺破囊壁组织后有钙化组织似火山爆发样涌出病灶

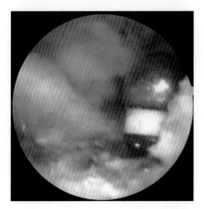
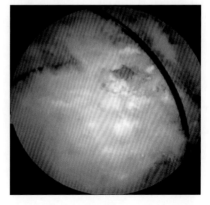

图 8-2-16　用射频等离子刀清理肩袖
　　　　　病灶及粘连带

图 8-2-17　探查病灶侵蚀范围和组织
　　　　　缺损情况

多数情况下无须肩袖修补，若肩袖全层撕裂

且宽度大于 1 cm，可进行边对边缝合

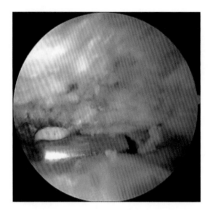

图 8-2-18　射频刀清理肩峰下组织
根据术中所见情况决定是否行肩峰成形术

（周敬滨）

参考文献

[1] Bosworth B M. Calcium deposits in the shoulder and subacromial bursitis: a survey of 12122 shoulders. JAMA, 1941, 116(22): 2477–2482.

[2] Barile A, Bruno F, Mariani S, et al. What can be seen after rotator cuff repair: a brief review of diagnostic imaging findings. Musculoskelet Surg, 2017, 101(1): 3–14.

[3] McKendry R J, Uhthoff H K, Sarkar K, et al. Calcifying tendinitis of the shoulder: prognostic value of clinical, histologic, and radiologic features in 57 surgically treated cases. J Rheumatol, 1982, 9(1): 75–80.

[4] Kim Y S, Lee H J, Kim Y V, et al. Which method is more effective in treatment of calcific tendinitis in the shoulder? Prospective randomized comparison between ultrasound-guided needling and extracorporeal shock wave therapy. J Shoulder Elbow Surg, 2014, 23(11): 1640–1646.

[5] Krasny C, Enenkel M, Aigner N, et al. Ultrasound-guided needling combined with shock-wave therapy for the treatment of calcifying tendonitis of the shoulder. Br J Bone Joint Surg, 2005, 87(4): 501–507.

[6] DePalma A F, Kruper J S. Long term study of shoulder joints afflicted and treated for calcific tendinitis. Clin Orthop, 1961, 20: 61–72.

[7] Suzuki K, Potts A, Anakwenze O, et al. Calcific tendinitis of the rotator cuff: management options. Am J Acad Orthop Surg, 2014, 22(11): 707–717.

第九章　肱骨大结节撕脱骨折

第一节　概　述

冈上肌、冈下肌及小圆肌共同止于肱骨大结节，对维持肩关节外展、外旋功能具有重要作用。肱骨大结节撕脱骨折通常由于肩关节脱位的瞬间高能量外力牵拉所致。肩关节前脱位时，由于肩胛盂或肩峰等结构的骨性阻挡，外力可直接作用于肱骨近端并形成撞击，导致肱骨大结节骨折；也可能为肩关节前脱位时，附着于大结节的肩袖肌群受到突然牵拉，直接导致大结节撕脱性骨折。肱骨大结节撕脱骨折占肱骨近端骨折的 20%，10%~30% 的肩关节前脱位合并肱骨大结节骨折及肩袖损伤。肱骨大结节骨折采用 Neer 和 AO 分型，近年来，Mutch 等[1]对肱骨大结节骨折分为撕脱型、压缩型和劈裂型（图 9-1-1）。

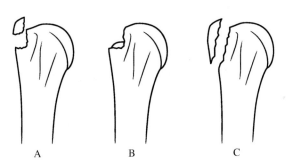

图 9-1-1　肱骨大结节骨折 Mutch 分型

A. 撕脱型，肱骨大结节骨折块因肩袖组织牵拉移位；B. 压缩型，肱骨

头颈交界区压缩骨折内陷；C. 劈裂型，肱骨大结节及周边劈裂骨折

肱骨大结节解剖复位是恢复肩关节功能的关键。通常，对于肱骨大结节撕脱骨折块移位不明显或移位 < 5 mm 者，采取非手术治疗；移位 > 5 mm，发生肩峰撞击的概率明显增加，建议手术治疗。Park[2]提出对运动员、上肢运动强度大、肩关节功能要求高的特殊群体，骨折块移位 > 3 mm 有引起肩峰下撞击的风险，故建议进行手术治疗。随着关节镜微创技术的发展，肱骨大结节骨折通过关节镜技术撬拨复位和带线锚钉固定技术，取得了良好疗效。

第二节　关节镜下肱骨大结节骨折复位固定术

术前常规拍摄肩关节正侧位 X 线片（图 9-2-1）、CT 三维重建（图 9-2-2），了解骨折类型和位置变化情况，必要时行肩关节 MRI 检查（图 9-2-3），判断肩袖组织受累情况。

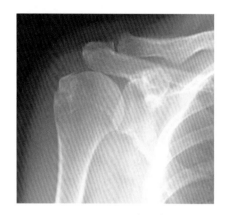

图 9-2-1　X 线图像

肱骨大结节撕脱骨折

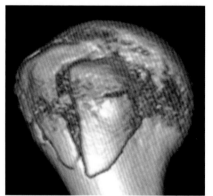

图 9-2-2　CT 三维重建图像

肱骨大结节粉碎骨折伴移位

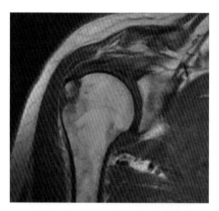

图 9-2-3　肩关节 MRI 图像

肱骨大结节冈上肌附着处撕脱骨折

　　麻醉成功后，患者取侧卧位于手术台上，患肢外展 60°、前屈 30°，牵引重量 4 kg。常规后方入路置入关节镜，探查肩峰下及关节腔内肩袖止点处骨折情况，了解肱骨大结节撕脱骨折移位情况（图 9-2-4）。

　　关节镜进入肩峰下间隙，探查并清理增生滑膜和评估肩峰下间隙。如有肩峰增生，为避免撞击，可行肩峰成形术（图 9-2-5）。用刨削刀清除肩峰下间隙增生及充血的滑膜。

　　关节腔内探查肱骨大结节撕脱骨折块移位情况，用刨削刀清理骨折处瘢痕组织，使其新鲜化（图 9-2-6）。

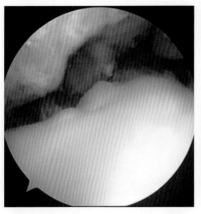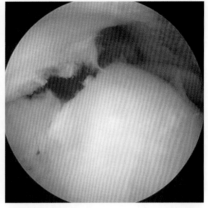

图 9-2-4 关节镜下探查

大结节骨折于肩袖止点处撕脱并移位

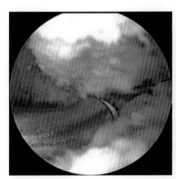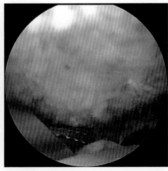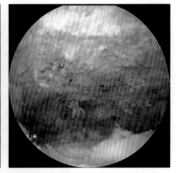

图 9-2-5 探查并清理肩峰下间隙，行肩峰成形术

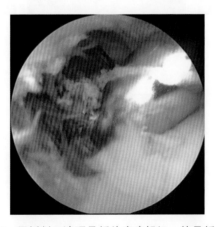

图 9-2-6 用刨削刀清理骨折处瘢痕组织，使骨折面新鲜化

通过前外侧入路沿肱骨头骨折的前内缘定位并预制锚钉孔，拧入金属带线锚钉（图 9-2-7），牵拉缝线，检查锚钉是否牢靠，于骨折面后内缘植入第 2 枚金属带线锚钉（图 9-2-8），如骨折创块较大，可植入多枚锚钉。

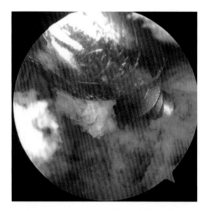

图 9-2-7　植入金属带线锚钉

沿肱骨头骨折块的前内缘，选择骨质较好的部
位，尽可能靠近皮质骨处植入金属带线锚钉

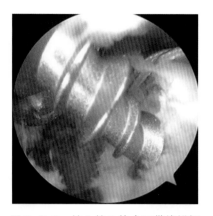

图 9-2-8　植入第 2 枚金属带线锚钉

于骨折面后内缘植入另一枚金属带线锚钉

用缝合钩由肩峰下间隙穿过肩袖组织进入肩关节腔内（图 9-2-9），通过 LASSO
将缝线穿入肩峰下间隙（图 9-2-10），将缝线拉紧，分别打结固定（图 9-2-11）。

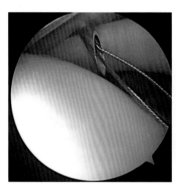 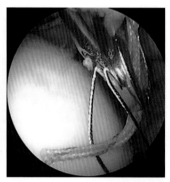 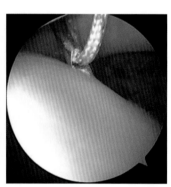

图 9-2-9　缝合钩穿过肩袖组织

缝合钩由肩峰下间隙穿过肩袖组织进入关节腔，并通过 LASSO 将缝线穿过肩袖组织

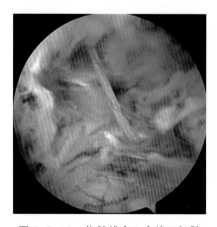

图 9-2-10　将缝线穿入肩峰下间隙

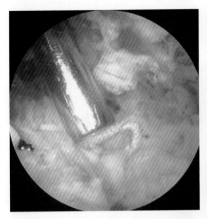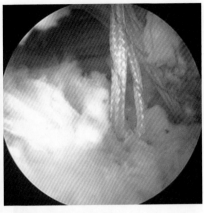

图 9-2-11　将缝线在肩峰下间隙打结固定

　　将所有缝线尾端穿过外排锚钉，选择大结节骨块以远 2 cm 处定位（图 9-2-12），将外排锚钉打入肱骨头内，收紧缝线并最终固定（图 9-2-13）。如骨块过大，可选择植入 2 枚外排锚钉加强固定。

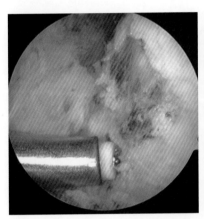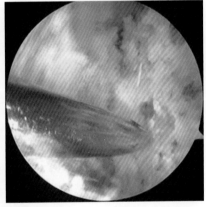

图 9-2-12　标记外排锚钉植入点

用射频在肱骨大结节撕脱骨块以远 2 cm 左右处清理软组织，作为外排锚钉植入点标记，以打孔器预制钉道

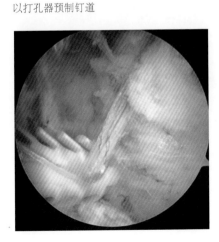

图 9-2-13　植入外排锚钉

采用缝线桥技术，将打结后的缝线穿入外排锚钉孔，自然收紧缝线，植入外排锚钉孔，轻轻击入外排锚钉

　　探查见肱骨大结节撕脱骨块解剖复位，固定牢靠（图9-2-14、图9-2-15）。外展及外旋肩关节，肩峰无撞击。

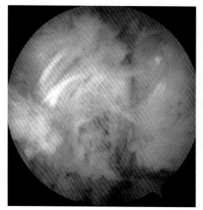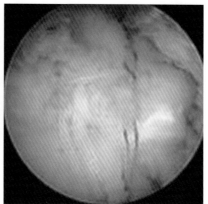

图 9-2-14　植入后探查

肩峰下间隙显示锚钉缝线固定后肱骨大结节撕脱骨块固定牢靠

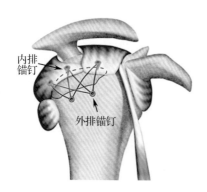

图 9-2-15　示意图

肱骨大结节撕脱骨折关节镜下骨折复

位带线锚钉双排缝线桥技术固定

　　关节镜进入关节腔内，探查撕脱骨折块已解剖复位，肩袖组织完好，肩关节外展、外旋活动时骨折块无移位（图9-2-16）。术后影像学检查锚钉在位，骨折解剖复位（图9-2-17）。

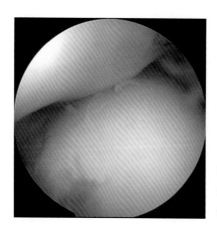

图 9-2-16　固定后关节腔内探查

关节腔内可见撕脱骨折块解剖复位，肩袖

组织与关节软骨线接触紧密

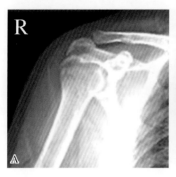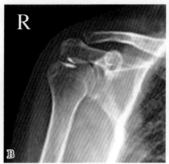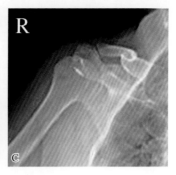

图 9-2-17　肱骨大结节撕脱骨折关节镜术后影像学随访

A. 术前 X 线检查提示肱骨大结节撕脱骨折；B. 术后 X 线检查提示骨折复位良好，锚钉无移位；C. 术后 1 年 X 线复查提示骨折愈合，锚钉位置良好

（李春宝）

参考文献

[1] Mutch J, Laflamme G Y, Hagemeister N, et al. A new morphological classification for greater tuberosity fractures of the proximal humerus: validation and clinical implications. Bone Joint J, 2014, 96-B(5): 646-651.

[2] Park T S, Choi I Y, Kim Y H, et al. A new suggestion for the treatment of minimally displaced fractures of the greater tuberosity of the proximal humerus. Bull Hosp Jt Dis, 1997, 56(3): 171-176.

第十章 肩锁关节脱位与锁骨外侧端骨折

第一节 概　述

一、解剖特点

肩锁关节是一个微动关节，由锁骨远端、肩峰内侧、关节囊与相关韧带组成。肩锁关节的稳定结构有静态稳定结构和动态稳定结构。静态稳定结构包括肩锁关节囊及肩锁韧带、锁骨和喙突间的喙锁韧带。喙锁韧带又分为锥状韧带和斜方韧带两部分。斜方韧带为方形结构，从喙突呈横向位置走向锁骨外端下方。锥状韧带为圆锥形，从喙突螺旋形上升至锁骨，两者形成相互垂直的"V"形结构。喙肩韧带构成喙肩弓的一部分，防止肱骨头向前上脱位，对稳定肩关节十分重要（图 10-1-1）。

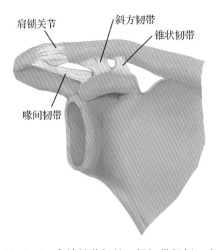

图 10-1-1　肩锁关节相关四组韧带解剖示意图

此外，三角肌和斜方肌以及两者的联合腱膜组成了动态稳定结构的附着处。肩锁关节的关节盘对应力分布及关节稳定有一定作用。肩锁关节是一个活动性关节，包括上下、前后及沿锁骨长轴的旋转等 3 个方向的运动。如果将肩锁关节抬高，锁骨将上升并以其长轴旋转 45°；如果肩锁关节进行内收和后伸，则锁骨在水平方向前后移位。

生物力学研究显示，喙锁韧带和肩锁韧带对肩锁关节的稳定性具有重要作用，且各结构所起的作用并不相同。喙锁韧带有限制锁骨向前上方移位及限制肩锁关节外展活动的作用。这对于维持肩锁关节动力学平衡具有重要的作用，对肩锁关节在垂直方向上具有稳定作用，其中斜方韧带与锥状韧带所起作用并不完全相同；肩锁韧带在限制锁骨前后移位方面有明显作用，肩锁韧带断裂后，其作用仅能部分被喙锁韧带代偿，且锥状韧带及斜方韧带的代偿作用不同；构成肩锁关节的锁骨外侧端与肩峰的接触能进一步增加关节的稳定性，在负荷较大的情况下，这样的作用更为明显。

二、诊断

肩锁关节脱位（图10-1-2）发生率占全身骨关节脱位的4%~6%，占肩部损伤的12%左右[1]，常见于青年人。损伤机制可以分为直接暴力损伤和间接暴力损伤。最常见于肩部内收位时肩外侧着地，由直接暴力引起损伤（图10-1-3）。外力作用于肩峰，通过肩锁关节传导至锁骨，可以造成肩锁韧带和喙锁韧带损伤。严重时甚至可造成斜方肌和三角肌止点处纤维撕裂。由间接暴力引起的损伤一般是在上肢伸展位摔倒，手部着地，外力通过上肢传导到肱骨头及肩峰（图10-1-4），使肩胛骨上移，牵拉损伤肩锁韧带。间接暴力一般不会损伤喙锁韧带，因此时外力作用使喙锁间隙变窄，喙锁韧带处于松弛状态。

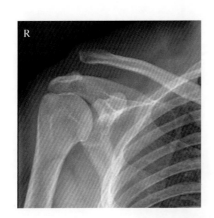

图10-1-2　X线片显示右肩锁关节脱位

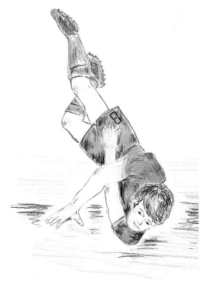

图10-1-3　直接暴力损伤示意图

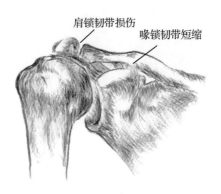

图10-1-4　间接暴力损伤示意图

锁骨外侧端骨折临床上较少见，受伤机制与肩锁关节脱位相似，占锁骨骨折总数的 12%~15%[2、3]，其不愈合率高，约占所有锁骨骨折不愈合的 30%[4、5]。这与锁骨外侧端骨折的解剖特点密切相关：其骨折外侧部分由松质骨组成，易粉碎，骨折端离肩锁关节距离很近，固定困难；骨折端内侧承受斜方肌向上的巨大拉力。

肩锁关节脱位的诊断主要依靠病史、体格检查及影像学检查。肩锁关节由于位置表浅，脱位后患侧局部隆起，双侧对比较明显，局部疼痛、压痛较重。肩锁关节在上肢外展、上举动作中起重要作用，受伤后上肢外展或上举动作困难，前屈及后伸活动受限，局部疼痛加剧。

体格检查：若肩锁关节未完全脱位，关节移位程度较轻，肿胀也不明显；完全脱位时可触及肩锁关节呈台阶状，触及凹凸不平，还可触及关节的浮动感。非负重位 X 线片示脱位不明显时，可让患者站立位并双手提重物，摄双肩锁关节负重正位 X 线片，两侧对比检查，可明显地显示锁骨外端向上移位情况（图 10-1-5）。患臂交叉内收位摄片可以提高诊断的准确性（图 10-1-6~图 10-1-9）。

锁骨外侧端骨折与肩锁关节脱位相似，X 线片有助于明确诊断（图 10-1-10），但 CT 三维重建可以更明确地显示骨折移位情况（图 10-1-11）。

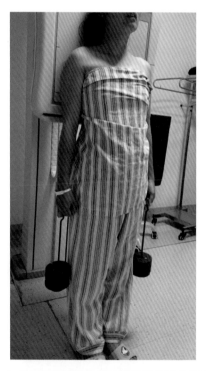

图 10-1-5　双手提重物摄双侧肩关节正位应力位片

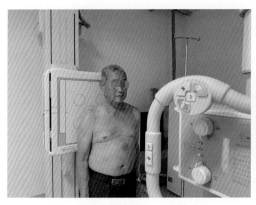

图 10-1-6　右肩正位摄片

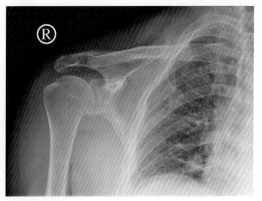

图 10-1-7　右肩正位 X 线图像

未显示肩锁关节脱位

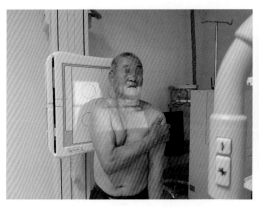

图 10-1-8　右臂交叉内收位摄片

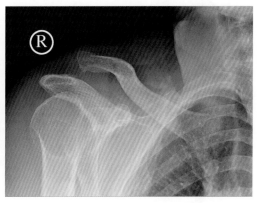

图 10-1-9　右臂交叉内收位 X 线图像

提示右肩锁关节脱位

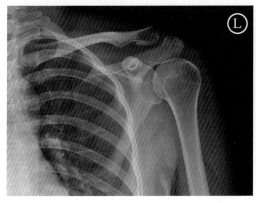

图 10-1-10　锁骨外侧端骨折 X 线图像

左锁骨外侧端骨折，移位不明显

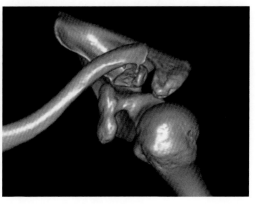

图 10-1-11　锁骨外侧端骨折 CT 三维重建图像

左锁骨外侧端骨折近端向上后明显移位

三、分型

1984 年，Rockwood[6] 依据肩锁关节解剖特点、损伤机制、影像学表现将肩锁关节韧带损伤分为 6 型（图 10-1-12）。

Ⅰ型：肩锁韧带扭伤或部分撕裂，但仍保持完整，喙锁韧带完整，肩锁关节稳定。X 线片正常。

Ⅱ型：肩锁韧带断裂，喙锁韧带扭伤。锁骨远端在水平面上不稳定。X 线片可见肩锁关节间隙轻度增宽并有纵向分离，喙锁间隙轻度增大。

Ⅲ型：肩锁韧带和喙锁韧带均断裂。三角肌和斜方肌附着点撕裂。锁骨远端在水平面和垂直面上均不稳定。X 线片可见锁骨远端移位明显，喙锁间隙增大 25%~100%。

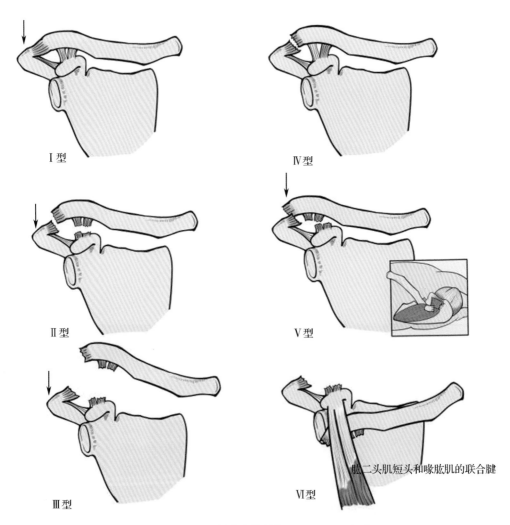

Ⅰ型

Ⅳ型

Ⅱ型

Ⅴ型

Ⅲ型

Ⅵ型

肱二头肌短头和喙肱肌的联合腱

图 10-1-12 肩锁关节脱位 Rockwood 分型

　　IV型：肩锁韧带和喙锁韧带均断裂。三角肌和斜方肌筋膜破裂。锁骨后移进入或穿透斜方肌。移位固定时，肩关节后方皮肤张力过大。X线片可见喙锁间隙增大，腋位X线片显示锁骨远端后移。

　　V型：肩锁韧带和喙锁韧带均断裂，三角肌和斜方肌筋膜破裂。锁骨远端在水平面和垂直面上均不稳定，但锁骨远端移位更加严重。X线片可见喙锁间隙增大100%~300%。

　　VI型：肩锁韧带和喙锁韧带均断裂。锁骨远端移位到喙突或肩峰下。此时可伴臂丛神经或血管损伤。X线片提示锁骨远端位于肩峰或喙突下，喙锁间隙小于正常侧。

　　Neer[7、8]将锁骨外侧端分为5型（图10-1-13）。其中ⅡB型锁骨外侧端骨折，骨折内侧端失去喙锁韧带的稳定作用，受胸锁乳突肌和斜方肌的牵拉，发生向上、向后的移位，而骨折外侧端受肢体的重力作用以及胸大肌、胸小肌、背阔肌的牵拉向下及向内移位。同时肩关节活动可带动骨折远端一起活动。因此这种类型骨折难以复位及维持复位，最容易发生骨折不愈合。

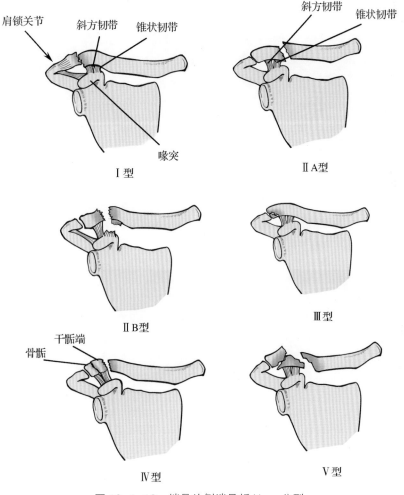

图 10-1-13　锁骨外侧端骨折 Neer 分型

四、治疗

肩锁关节脱位治疗：Rockwood Ⅰ型、Ⅱ型损伤，喙锁韧带未完全断裂（即肩锁关节半脱位），可采用手法复位外固定治疗，术后4周去除外固定，开始功能锻炼，可取得较好疗效。部分学者认为Ⅲ型损伤也应该先尝试非手术治疗，失败后再行手术治疗。对Ⅲ型以上的损伤，应该采用手术治疗，有助于患者早期进行功能锻炼。手术方式可以采用克氏针、钢丝、螺钉、锁骨钩钢板等方法重建肩锁关节。

由于克氏针固定容易发生内固定移位、钢丝固定力较弱、螺钉固定造成喙突骨折等，因此，利用锁骨钩钢板对肩峰和锁骨远端产生持续稳定的压力，为肩锁关节提供相对稳定的生物力学环境，锁骨钩钢板固定成为急性肩锁关节脱位治疗常用的选择。

随着对钩钢板固定的研究不断深入，发现钩钢板固定引起的并发症并非少见。钩钢板对肩关节特有的并发症分为3型：Ⅰ型为肩峰下滑囊炎（图10-1-14）；Ⅱ型为肩峰下表面骨撞击或磨损吸收（图10-1-15~图10-1-17）；Ⅲ型为肩峰下撞击综合征或肩袖损伤（图10-1-18、图10-1-19）。

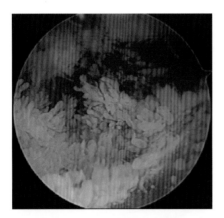

图10-1-14 肩峰下滑囊炎

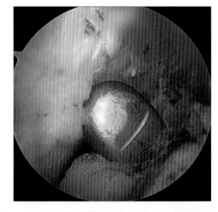

图10-1-15 锁骨钩钢板致肩峰下磨损和肩袖卡压伤

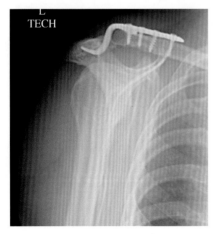

图10-1-16 X线片显示锁骨钩钢板将
肩峰下磨损

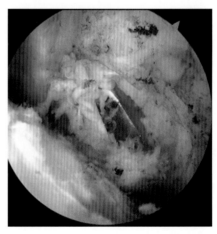

图10-1-17 关节镜下显示锁骨钩
钢板撞击磨损肩峰下造成骨吸收

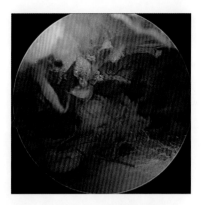

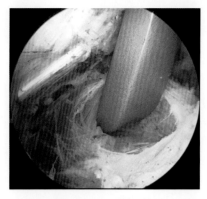

图 10-1-18　锁骨钩钢板磨损顶压冈上肌　　图 10-1-19　锁骨钩钢板插入冈上肌内

由于喙锁韧带是肩锁关节最重要的稳定装置，因此，肩锁关节脱位和锁骨外侧端骨折后重建喙锁韧带十分重要。1972 年，Weaver 和 Dunn[9] 介绍将喙肩韧带转位到锁骨外侧端，用于重建肩锁关节脱位后造成的喙锁韧带功能。此后，改良的 Weaver-Dunn 手术采用锁骨远端切除及喙肩韧带转移至锁骨远端的方法治疗肩锁关节脱位，已成为治疗肩锁关节脱位的手术方法之一。但由于并发症较多，近年来已被解剖重建喙锁韧带的技术所替代。

目前典型的技术有锁骨与喙突间固定装置（TighRope、EndoButton）、游离自体肌腱、异体肌腱或人工韧带移植和上述两种手术技术相结合[10、11]。

第二节　锁骨外侧端骨折镜下修复术

一、手术方式

按固定方式，手术可分 3 类：骨折端直接固定、喙锁间固定、组合式固定。

第 1 类：骨折端直接固定（图 10-2-1）。锁骨钩钢板固定虽然恢复了骨折水平面及冠状面稳定，但会造成肩峰下干扰，包括肩峰下撞击和肩峰下骨磨削和溶解等并发症。锁骨外端解剖锁定钢板避免了肩峰下干扰，却只恢复骨折水平面稳定，对于骨折外侧端骨质完整时固定效果良好，而对于锁骨外侧粉碎性 Ⅱ B 骨折，钢板在外侧端难以获得稳定而牢固的固定。没有重建及替代断裂的喙锁韧带，骨折内

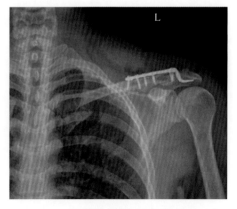

图 10-2-1　锁骨外侧端骨折钩钢板固定

侧端受到明显向上应力，容易出现固定失效、骨折移位、螺钉折断或拔出。

第 2 类：喙锁间固定。丝线、锚钉、EndoButton、TighRope（图 10-2-2）和人工韧带修复等，只恢复骨折冠状面稳定，留下水平面微动，容易出现复位及固定失效。

第3类：组合式固定。使用解剖锁定钢板联合镜下喙锁间固定（图10-2-3），既避免直接固定破坏肩锁关节，又避免锁骨钩钢板可能造成的肩峰撞击及骨磨削。有效地固定了骨折端，又行喙锁韧带重建，恢复骨折水平面及冠状面稳定，固定坚强，可早期进行功能锻炼。而镜下喙锁间固定无明显增加切口及创伤，同时可以处理盂肱关节内合并伤，提高患者术后满意度。

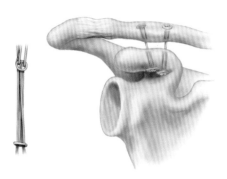

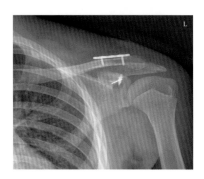

图 10-2-2　喙间 TighRope 固定示意图　　　图 10-2-3　解剖锁定钢板联合镜下喙锁间固定

二、手术要点

患者取侧卧位，垫腋垫，双下肢屈曲并用软垫保护，侧卧挡板固定躯干，使躯干后倾20°，患侧上肢外展45°，前屈15°牵引，牵引重量约6 kg，颈部靠床侧用软枕垫高，保持上肢牵引后中立位，防止臂丛神经损伤，并使用长胶带将头部和床固定在一起，防止肩部手术操作时头部活动，导致气管插管脱落。术前标记肩峰、锁骨、喙突等骨性标志及切口、关节镜入路（图10-2-4）。

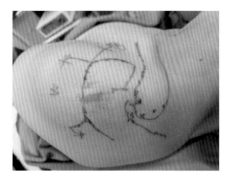

图 10-2-4　术前标记

患侧上臂及肩关节消毒、铺巾，做好防水措施。常规连接关节镜摄像系统（30°镜头）、注水系统、刨削系统、等离子系统及摄像系统。

先制作肩关节后方入路，位于肩峰后下角下方2 cm、偏内侧2 cm，做长度为10 mm的皮肤切口，关节镜鞘管钝头穿刺锥从切口穿入肩关节腔，朝着喙突方向缓慢插入，穿过冈下肌腹及关节囊，进入盂肱关节腔。退出穿刺锥，将关节镜镜头插入鞘管内。顺序检查盂肱关节腔，关节盂，关节盂前方、下方、后方、上方，肱骨头及其前、上、后方。主要检查肱二头肌长头肌腱、肩袖、关节盂唇、关节软骨、裸区等结构，若有合并损伤，可一期处理。

然后制作肩关节前方入路，分为前上入路和前下入路。前上入路位于肱二头肌上方，穿过肩袖间隙进入。前下入路位于肱二头肌长头肌腱下方和肩胛下肌上方。一般建立前上入路，通过前上入路进入手术器械（刨削刀和等离子刀等），切断盂肱中韧带，打开肩袖间隙，向内后方向显露喙突根部下表面、喙突上表面、内侧缘及外侧缘（图 10-2-5、图 10-2-6），注意刨削刀头朝向外侧，操作超过喙突的内侧缘需小心谨慎，避免损伤臂丛神经及锁骨下动脉及静脉。

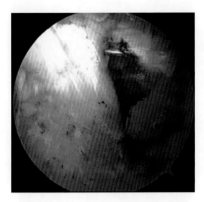 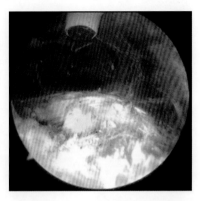

图 10-2-5　显露喙突根部下表面　　　　图 10-2-6　显露喙突上表面及
　　　　　　　　　　　　　　　　　　　　　　　　　　内、外侧缘

在锁骨外 1/3 处的上方做长 40~50 mm 的皮肤切口，显露锁骨外侧端，清理骨折端（图 10-2-7），复位骨折端并临时固定，选择合适的球拍形解剖锁定钢板，预放置钢板，记录好位置。

在锥状韧带止点锁骨上表面钻孔，只钻一侧皮质，将导向器钩端从关节镜前上入路插入，卡在喙突下表面，使喙突骨道进针点位于喙突中心，调整角度（40°~60°），将导向器套筒尖端卡在锁骨上预制的骨孔内，沿着导向器套筒钻入导针，直至导针穿到喙突下方（图 10-2-8~ 图 10-2-10）。

取下导向器，从前上入路伸入弯钳夹住导针尾部，用直径 4 mm 空心钻从锁骨上方沿着导针钻至喙突下方（图 10-2-11），退出导针，沿着空心钻穿入 1 根 PDS 线（图 10-2-12）。

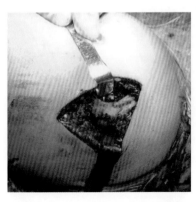 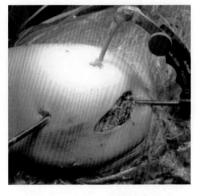

图 10-2-7　开放手术显露锁骨外　　　　图 10-2-8　安装瞄准器
　　　　　　侧端，清理骨折端

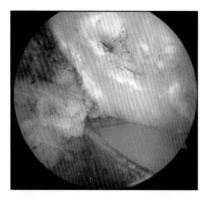

图 10-2-9 瞄准器放于喙突基底部

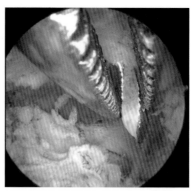

图 10-2-10 打入导针

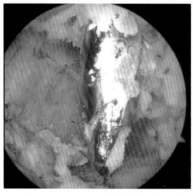

图 10-2-11 沿导针钻入空心钻

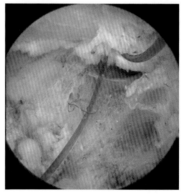

图 10-2-12 引入 PDS 线

将 PDS 线从前上入路拉出，退出空心钻，测量锁骨上表面至喙突下表面的骨道长度，长 30~35 mm，选择袢比其长约 5 mm 的 EndoButton 钢板，袢上穿入 1 条泰科 5 号线，并用 PDS 线从前上入路引入骨道，使 EndoButton 钢板卡于喙突下表面骨道口（图 10-2-13）。袢从锁骨骨道上方拉出，将预选的钢板从袢内穿过，解除骨折端临时固定，通过旋转钢板及微调钢板位置调整喙锁间袢的长度，从而调整骨折端对位，使骨折端解剖对位。同时在喙突上拧入一锚钉，用于加强喙锁韧带强度（图 10-2-14~ 图 10-2-17）。

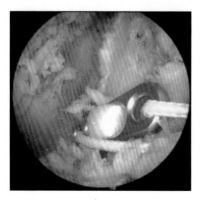

图 10-2-13 引入 EndoButton 钢板

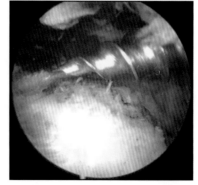

图 10-2-14 在喙突上表面拧入金属锚钉

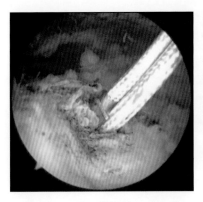

图 10-2-15 锚钉拧入喙突内

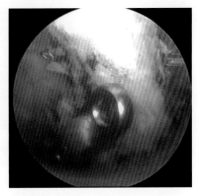

图 10-2-16 镜下可见锚钉与 EndoButton 钢板

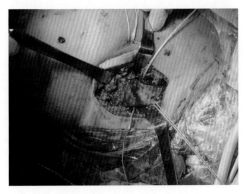

图 10-2-17 锚钉线分布于锁骨前后，袢位于锁骨骨折近端中央

如锁骨外侧端骨折小，则用微型钢板穿袢固定（图 10-2-18、图 10-2-19）；如锁骨外侧端骨折大，则用锁骨外侧端钢板穿袢固定（图 10-2-20）。

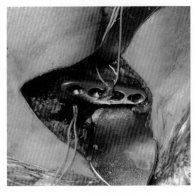

图 10-2-18 微型钢板穿袢固定

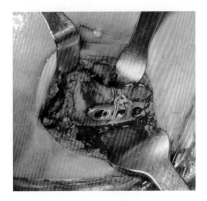

图 10-2-19 骨折端复位好后，将锚钉线在钢板上打结

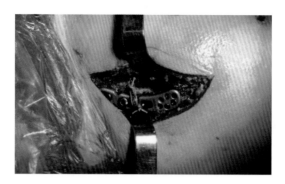

图 10-2-20　锁骨外侧端钢板穿袢固定

三、注意事项

1. 术前常规做 CT 三维重建，以排除喙突骨折，合并喙突骨折的病例不适合此组合固定。

2. 采用全身麻醉及低压麻醉，减少出血及保证视野清楚。

3. 患者取侧卧位，术中注意患者头部应放于患侧上肢牵引后的中立位，并适当固定头部及颈部，防止臂丛神经牵拉伤。

4. 术中注意保护臂丛神经和锁骨下动脉及静脉等重要结构，超过喙突内侧缘的操作需小心谨慎，刨削刀方向应始终朝向骨质。

5. 清楚掌握锥状韧带止点及走行，术中清楚显露喙突边缘，防止将骨质钻爆。

6. 术中放松牵引，上举肩关节，能更轻松复位骨折端。

7. 定位器导向时，可先在锥状韧带锁骨止点锁骨上表面钻透一侧骨皮质孔，将导向器套筒卡入孔内，防止导针滑动，便于操作及准确定位。

8. 当用空心钻沿导针经锁骨、喙突钻到喙突下表面后，不退出空心钻，解开电钻，拔除导针，沿空心钻送入导引线，这样可简化穿导引线程序。

9. 测量袢的长度时，注意骨折端是否完全复位，否则会影响对袢的长度的判断，一般选择 35 mm 或者 40 mm 袢；术中利用钢板的宽度、旋转和微调钢板位置来调整喙锁间隙，以便达到骨折端的最佳复位。

（黄长明　董辉详）

第三节　肩锁关节脱位镜下修复术

关节镜下手术治疗肩锁关节脱位，不仅能发现和修复肩锁关节脱位损伤的肩部损伤（如肩袖、盂唇损伤），同时能进行满意的复位。关节镜下利用喙突进行锚钉或钻孔纽扣钢板固定治疗肩锁关节脱位得到不少学者的认可和推崇。Armitage 等[12] 应用三维 CT 重建技术对喙突形态进行研究，对 34 例患者进行了喙突测量，结果喙突平均长度为 16.8 mm、宽度为 15 mm、厚度为 10.5 mm。Joel 等[13] 比较了喙突钻孔方向对悬吊固定的力学影响，发现从喙突上表面中央向下表面中央或从喙突上表面内侧向下表面中央钻孔，能获得最好的生物力学效果。由于喙突本身解剖的局限性，喙突钻孔后易发生骨折，造成手术失败。因此，设计双重固定的方法，即锁骨与喙突间用悬吊固定的同时，再用两根强生 5 号线绕过喙突与锁骨，进行捆扎固定，避免了因喙突骨折影响固定效果。另外，锁骨钻孔处防止应力集中发生骨折（图 10-3-1、图 10-3-2），采用微型锁定钢板穿过尼龙袢固定，避免了锁骨应力性骨折。

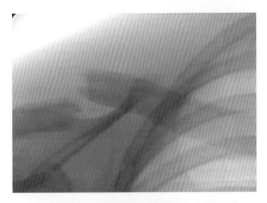

图 10-3-1　肌腱移植重建后 3 个月锁骨
外侧端应力骨折

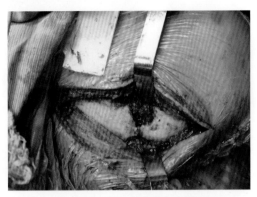

图 10-3-2　锁骨钻孔处尼龙袢
应力切割骨折

一、手术要点

全身麻醉生效后，侧卧位牵引。用记号笔标记锁骨、肩峰、喙突等骨性标志及手术入路（图 10-3-3）。常规消毒、铺巾，术野用防水单密封，患侧上肢用无菌单包裹后外展牵引架，牵引重量 6 kg（图 10-3-4）。术中控制血压，使收缩压维持在100 mmHg 左右，使用 3000 ml 生理盐水灌注术野。连接冷光源、成像系统、显示屏、刨削刀及等离子刀等关节镜器械。

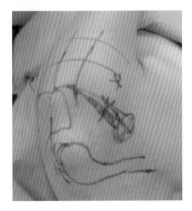

图 10-3-3　标记骨性标志与手术入路

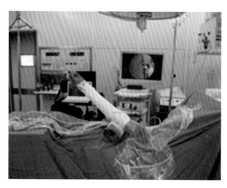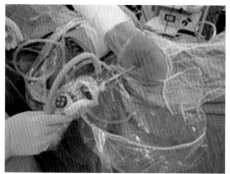

图 10-3-4 体位及入路

侧卧外展位牵引，腋窝垫圆形布软垫，保持外展，关节镜从后方入路

　　肩关节后方入路探查盂肱关节，注意盂唇、肩袖是否损伤，然后建立前上入路，如有盂唇、肩袖损伤，则先行修复。

　　在锁骨外侧端做 4 cm 切口，显露锁骨上表面，相当于喙锁韧带解剖位（距外侧端 3~4 cm），用克氏针钻锁骨，再用 4.5 mm 空芯钻钻穿锁骨上表面备用（图 10-3-5）。

　　显露喙突外侧缘和下表面，同时显露喙肩韧带（图 10-3-6、图 10-3-7）。

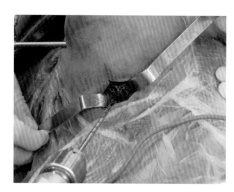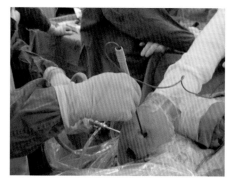

图 10-3-5 在锁骨外侧端上表面钻透一侧皮质

图 10-3-6 前上入路

通过前上入路显露喙突，用刨削刀和射频清理肩袖间隙滑膜组织

　　关节镜进入肩峰下滑囊探查，清理滑膜组织，显露肩袖、肩峰下表面、喙肩韧带和锁骨外侧端下面。关节镜监视下在肩峰前外侧建立一个关节镜入路，通过交换棒将关节镜置于肩峰前外侧，观察喙突上表面。通过前上入路清理喙突上、下方软组织，充分显露基底部远端、近端、内侧缘、外侧缘（图 10-3-8）。

　　在关节镜监视下，将定位器钩从前方入路插入，卡在喙突基底部中心（图 10-3-9），调整定位杆角度，上面卡于锁骨的上表面（图 10-3-10）。导针沿定位器从锁骨上表面钻入（图 10-3-11），钻透锁骨及喙突，直至喙突基底（图 10-3-12）。撤出定位器，用弯钳夹持喙突基底部导针尖端加以保护。采用直径 4.5 mm 空心钻沿导针扩通锁骨及喙突（图 10-3-13），退出克氏针，保留空心钻（图 10-3-14）。沿空心钻导入 PDS 线（图 10-3-15），抓钳从前方入路将丝线牵出，退出空心钻，保留 PDS 线。

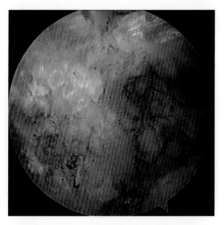

图 10-3-7　显露喙突和喙肩韧带

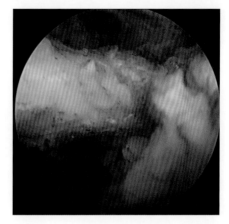

图 10-3-8　关节镜下显露喙突上、下和
外侧面

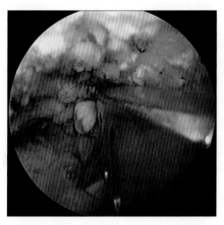

图 10-3-9　定位器卡于喙突基底部

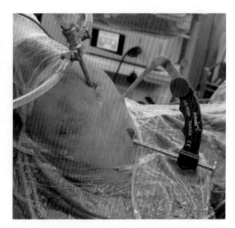

图 10-3-10　调整定位杆角度，
固定好定位器

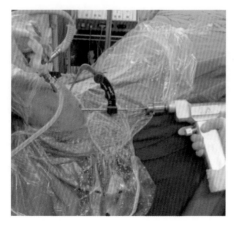

图 10-3-11　导针沿定位器从锁骨上
表面钻透

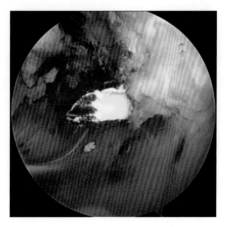

图 10-3-12　镜下见钻头位于喙突下表面

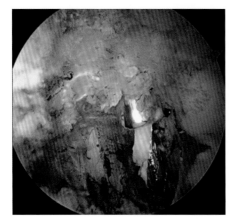

图 10-3-13 使用直径 4.5 mm 空心钻沿
导针钻透骨质

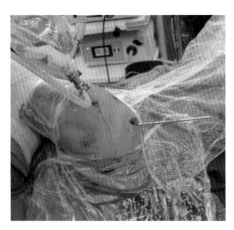

图 10-3-14 退出导针，保留空心钻

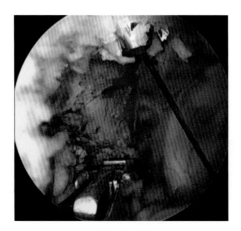

图 10-3-15 PDS 线通过空芯钻导入

　　从锁骨前方刺入预弯好的硬膜外穿刺针，从喙突内侧缘进入，关节镜监视下穿入喙突远端，穿入 1 根 PDS 线（图 10-3-16、图 10-3-17），从锁骨后方、喙突外侧缘穿入持线器，将 PDS 线绕喙突基底部引出，使用该 PDS 线引入 2 根 5 号韧带编织线，分别绕过喙突与锁骨前、后部分，备用。从前上入路用 PDS 线引入 EndoButton，袢从锁骨上表面引出，将微型锁定钢板穿过袢，关节镜监视下复位肩锁关节，调整袢的张力，固定钢板，打紧 2 根绕过喙突与锁骨的 5 号线（图 10-3-18~ 图 10-3-21）。对于慢性肩锁关节脱位需要进行喙锁韧带重建时，可以通过 2 根 5 号线，将自体或异体肌腱引入，固定于锁骨上表面。术中也可用带线锚钉直接拧入喙突上表面，绕过锁骨，将线捆扎于钢板上或在锁骨穿袢孔内侧再钻一孔，将锚钉线穿过孔，形成袢与锚钉线交叉双重固定（图 10-3-22~ 图 10-3-24）。最后缝合切口（图 10-3-25）。

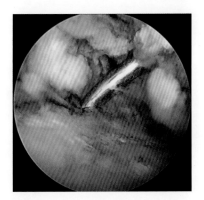

图 10-3-16 硬膜外穿刺针在锁骨
前方穿入喙突内侧缘

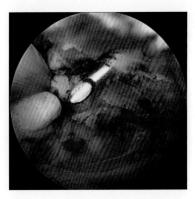

图 10-3-17 硬膜外穿刺针达喙突内下缘

在关节镜监视下将 PDS 线穿入空芯针头，从锁
骨后方、喙突外侧缘穿入持线器，将 PDS 线绕
喙突基底部引出

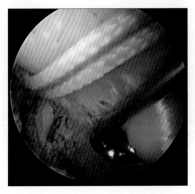

图 10-3-18 引入 5 号编织线

用该 PDS 线引入 2 根 5 号编织线，分别绕过喙
突与锁骨前、后部备用。从前上入路用 PDS 线
引入 EndoButton

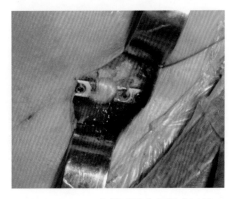

图 10-3-19 将微型锁定钢板穿过袢

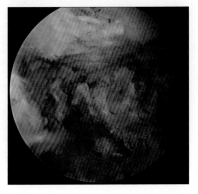

图 10-3-20 关节镜监视下探查肩锁
关节复位情况

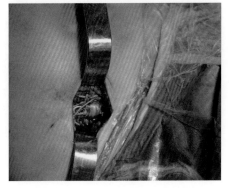

图 10-3-21 调整袢的张力

把绕过喙突与锁骨的 2 根 5 号线收紧打结，螺
钉固定钢板

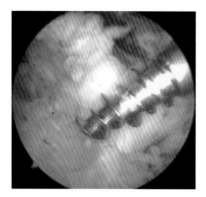

图 10-3-22　在喙突上拧入锚钉

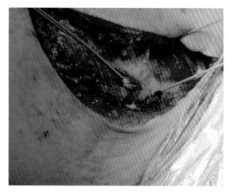

图 10-3-23　将锚钉线穿过锁骨孔，
用缝线加强固定

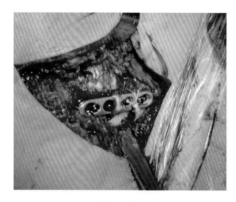

图 10-3-24　袢与锚钉线交叉双重固定

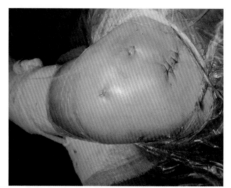

图 10-3-25　缝合切口

二、影像学检查（图 10-3-26~ 图 10-3-28）

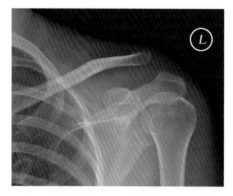

图 10-3-26　术前 X 线片

左肩锁关节脱位

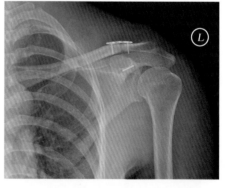

图 10-3-27　左肩锁关节脱位内固定术后
X 线片

肩锁关节复位

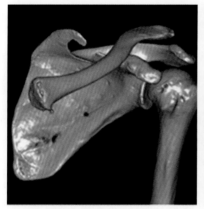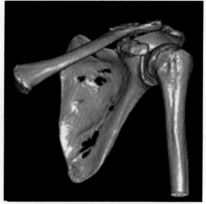

图 10-3-28　左肩锁关节脱位术前和术后 CT 三维重建图像

对照片显示肩锁关节复位良好

（黄长明　薛　静　刘玉杰）

参考文献

[1] Kim A C, Matcuk G, Patel D, et al. Acromioclavicular joint injuries and reconstructions:a review of expected imaging findings and potential complications. Emerg Radiol, 2012, 19(5): 399–413.

[2] Nordqvist A, Petersson C. The incidence of fractures of the clavicle. Clin Orthop Relat Res, 1994, 300: 127–132.

[3] Herscovici D J, Sanders R, Dipasquale T, et al. Injuries of the shoulder girdle. Clin Orthop Relat Res, 1995, 318: 54–60.

[4] Robinson C M, Cairns D A.Primary nonoperative treatment of displaced lateral fractures of the clavicle. Am J Bone Joint Surg, 2004, 86(4): 778–782.

[5] Edwards D J, Kavanagh T G, Flannery M C. Fractures of the distal clavicle: a case for fixation. Injury, 1992, 23(1): 44–46.

[6] Rockwood C A. Injuries to the acromioclavicular joint: subluxations and dislocations about the shoulder. In: Rockwood C A, Green D P. Fractures in Adults . 2nd. Philadelphia: JB Lippincott, 1984: 860–910.

[7] Neer C S.Fracture of the distal clavicle with detachment of the coracoclavicular ligaments in adults. J Trauma, 1963, 3: 99–110.

[8] Neer C S. Fractures of the distal third of the clavicle. Clin Orthop Relat Res, 1968, 58: 43–50.

[9] Weaver J K, Dunn H K. Treatment of acromioclavicular injuries, especially complete acromioclavicular separation.Am J Bone Joint Surg, 1972, 54(6): 1187–1194.

[10] Jensen G, Katthagen J C. Has the arthroscopically assisted reduction of acute AC joint separations with the double tight–rope technique advantages over the clavicular hook plate fixation? Knee Surg Sports Traumatol Arthrosc, 2014, 22(2): 422–430.

[11] Patzer T, Clauss C. Arthroscopically assisted reduction of acute acromioclavicular joint separations:comparison of clinical and radiological results of single versus double Tight–Rope^{TM} technique. Unfallchirurg, 2012, 116(5): 442–450.

[12] Armitage M S, Elkinson I, Giles J W, et al. An anatomic, computed tomographic assessment of the coracoid process with special reference to the congruent–arc latarjet procedure. Arthroscopy, 2011, 27(11): 1485–1489.

[13] Joel V F. Biomechanical evaluation of effect of coracoid tunnel placement on load to failure of fixation during repair of acromioclavicular joint dislocations. Arthroscopy, 2012, 28(9): 1230–1236.

第十一章 肩关节疑难病症

第一节 肩胛上神经卡压松解术

冈盂囊肿手术

一、应用解剖

肩胛上神经由 C5、C6 神经纤维发出，从臂丛神经的上干分出，属于感觉和运动混合神经。从上干分出后，沿斜方肌和肩胛舌骨肌深面的外侧走行，通过肩胛上横韧带的下方向后走行，经肩胛上切迹（图 11-1-1）进入冈上窝。通过肩胛上切迹，在喙突基底部的内侧发出冈上肌支、肩锁关节支和肩关节支。主干紧贴冈盂切迹（肩胛大切迹）并穿过该切迹和肩胛下横韧带围成的肩胛下孔，转折成角入冈下窝，分出冈下肌支和下关节支（图 11-1-2）。

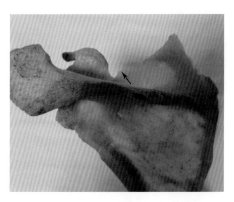

图 11-1-1 肩胛上切迹（大体解剖）

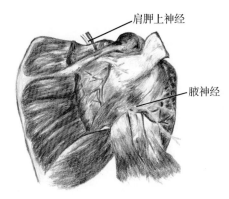

图 11-1-2 肩胛上神经解剖示意图

二、发病机制

肩胛上神经穿过肩胛上切迹时相对固定，过量劳动、体育运动、长期及频繁使用某个单一姿势，均可造成肩胛上横韧带的劳损、水肿、渗出、粘连、纤维增厚等，神经纤维受牵拉，个别患者还会因骨质增生，使肩胛上孔骨纤维孔道狭窄，卡压肩胛上神经干。由于存在神经走行折转角，肩关节外旋时，冈下肌支被牵拉而紧张，上肢外展、前伸和上臂交叉时，肩胛骨外旋、肩胛下孔外移、冈下肌支在肩胛下孔处折转角变小，神经纤维紧张与骨面发生摩擦，使神经水肿、渗出、鞘膜增粗而发生卡压。巨大肩袖损伤，由于肌腱的回缩牵拉也可引起肩胛上神经麻痹（图 11-1-3）。SLAP 损伤合并冈盂囊肿，可直接压迫肩胛上神经。因此，对于巨大肩袖损伤和冈盂囊肿压迫诱发冈上神经麻痹要引起足够的认识。

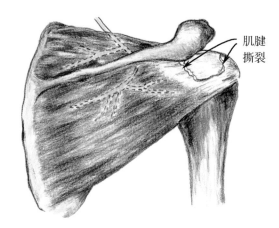

图 11-1-3　肩袖损伤，肌腱回缩导致肩胛上神经麻痹示意图

肩胛上神经被牵向内侧

三、临床表现

患者常有肩周区钝痛。疼痛位于肩后外侧部，向颈后及上臂后侧放射，同时伴有肩外展、外旋无力。

体格检查：肩胛上切迹部位压痛、锁骨与肩胛冈三角区及斜方肌区压痛是肩胛上神经卡压综合征最常见的体征。如果肩胛切迹处卡压，则压痛点在此处，肩外展、外旋肌力减弱；冈上肌、冈下肌萎缩，特别是冈下肌萎缩，由于有肩胛上关节支支配肩锁关节，可出现肩锁关节压痛。冈盂切迹处卡压，则压痛位于冈盂切迹处，疼痛较肩胛上切迹处卡压轻，局部除冈下肌萎缩外，其他表现不明显。

肌电图检查神经传导速度改变，有助于肩胛上神经卡压综合征的诊断。肩胛上神经卡压综合征患者诱发电位潜伏期延长，冈上肌肌电可出现正向波、纤颤波以及运动电位减少或消失。磁共振检查常显示冈盂囊肿（图 11-1-4~ 图 11-1-6）与 SLAP 损伤。

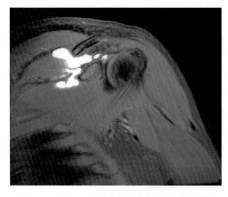

图 11-1-4　左肩斜冠状位磁共振图像

肩胛上切迹高信号为冈盂囊肿

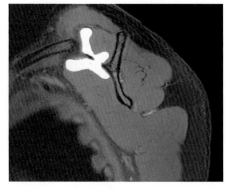

图 11-1-5　左肩斜矢状位磁共振图像

肩胛上切迹囊肿

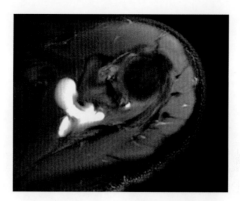

图 11-1-6　左肩横轴位磁共振图像

高信号为肩胛上切迹囊肿

四、关节镜治疗

采用全身麻醉，患者取健侧卧位，向后倾斜约 30°，患肩外展 45°（腋窝下方垫自制软垫）、前屈 15° 牵引。选择常规左肩关节镜后方、前上、外侧入路（图 11-1-7）。

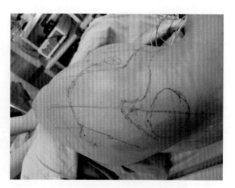

图 11-1-7　标记左肩关节镜入路及冈盂囊肿位置

30° 关节镜由后方入路检查盂肱关节，前外侧入路置入刨削刀，清理关节内病变，检查有无肩袖损伤、SLAP 损伤。盂唇损伤自 11 点半至 2 点半，上盂唇处可见囊泡状物，用刨削刀挤压检查，可见黄色黏稠液体自盂唇破损处流出（图 11-1-8、图 11-1-9）。

从后方入路进入肩峰下间隙，清理肩峰下间隙滑囊，在肩锁关节后方建立 Neviaser 外侧入路（图 11-1-10），清理肩峰下表面，显露肩胛冈肩锁关节的下表面和锁骨外侧端（图 11-1-11、图 11-1-12）。

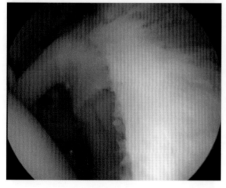

图 11-1-8　关节镜下见左肩 SLAP 损伤

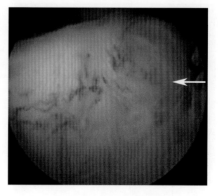

图 11-1-9　上盂唇囊肿

白色↑为囊肿

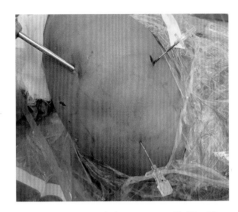

图 11-1-10　建立 Neviaser 外侧入路

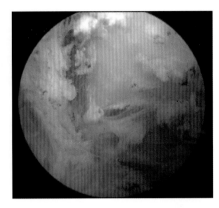

图 11-1-11　完全显露肩胛冈

　　清理锁骨外侧端下表面 3 cm，在喙锁韧带后方向内分离，直到锥状韧带内缘，显露肩胛上横韧带和深面的肩胛上神经。在锁骨的后入路钝性拨开肩胛上神经，予以保护，将肩胛横韧带切断，使肩胛上神经完全游离松解开（图 11-1-13~ 图 11-1-15）。

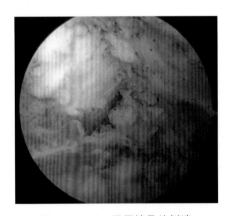

图 11-1-12　显露锁骨外侧端

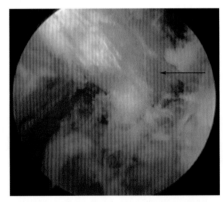

图 11-1-13　显露肩胛横韧带
黑色↑为肩胛横韧带

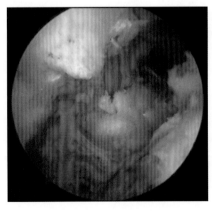

图 11-1-14　切断肩胛横韧带

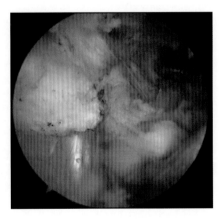

图 11-1-15　松解肩胛上神经

　　在冈上肌后表面逐渐向内侧分离、探查，直到找到囊肿所在，结合术前 MRI 辨别囊肿与周围组织关系，切除囊肿（图 11-1-16）。

　　建立 Wilmington 入路，由后方入路进入关节腔内，上盂唇处可见囊壁组织消失，用无结锚钉分别于 12 点和 1 点半行盂唇缝合（图 11-1-17、图 11-1-18）。

　　术后复查 MRI，显示冈盂囊肿消失（图 11-1-19~ 图 11-1-22）。

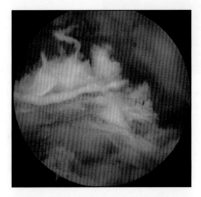

图 11-1-16　冈上肌表面为囊肿组织

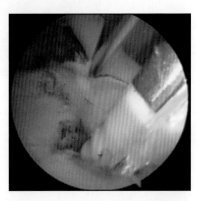

图 11-1-17　修补、缝合 SLAP 损伤

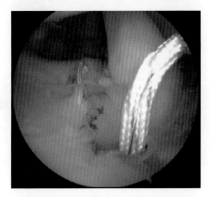

图 11-1-18　修补、缝合 SLAP
损伤后情况

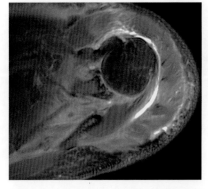

图 11-1-19　术后 1 个月左肩磁共振图像

提示囊肿切除干净

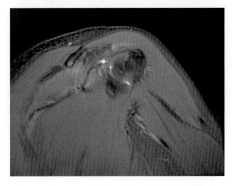

图 11-1-20　术后 4 个月左肩斜冠状位
磁共振图像

肩胛切迹处囊肿消失

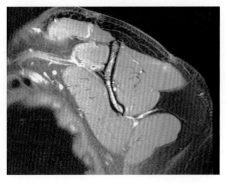

图 11-1-21　术后 4 个月左肩斜矢状位
磁共振图像

囊肿消失

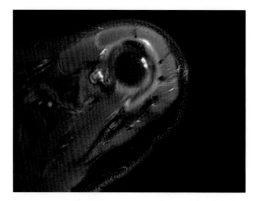

图 11-1-22　术后 4 个月左肩横切状位磁共振图像

肩胛切迹处囊肿消失

　　术后左上肢悬吊 6 周，逐步进行功能练习。3 个月随访，左肩部疼痛消失，肩关节功能恢复良好（图 11-1-23~ 图 11-1-25）。

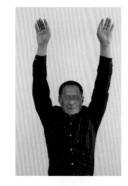

图 11-1-23　术后 3 个月肩上举功能

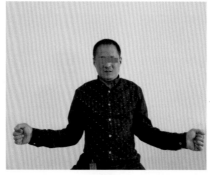

图 11-1-24　术后 3 个月肩外旋功能

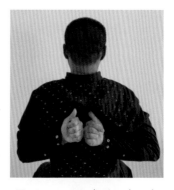

图 11-1-25　术后 3 个月肩内旋功能

（黄长明　付仰攀）

第二节　肩关节滑膜软骨瘤病

　　滑膜软骨瘤病主要发生在关节滑膜、腱鞘、滑囊等组织，主要表现为受累滑膜组织过度增生，生成结节样软骨瘤，这些结节脱落后形成大小不一的关节游离体，可导致关节交锁和关节软骨磨损，发生骨关节炎。

一、影像学诊断

滑膜软骨瘤早期在 X 线片上可能不显影，随着游离体增多、增大，X 线检查可以发现盂肱关节及周围多发的高密度影（图 11-2-1）。滑膜软骨瘤病 MRI 检查（图 11-2-2）、CT 三维重建检查（图 11-2-3）不仅可以明确游离体的位置，还可以观察其是否合并其他损伤，有利于制订手术方案。

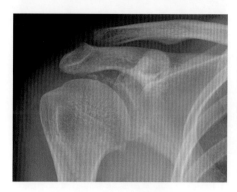

图 11-2-1 X 线图像

肩关节多发游离体

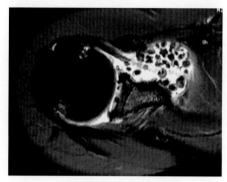

图 11-2-2 MRI 图像

肩关节多发游离体，位于盂肱关节腔和肩胛下肌腱与关节盂前缘之间形成的囊袋内

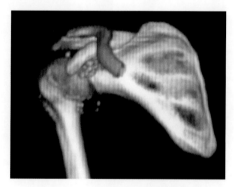

图 11-2-3 CT 三维重建图像

清楚地显示游离体的立体位置

二、关节镜治疗

全身麻醉，患者取健侧卧位，向后倾斜约 30°，患肩外展 45°（腋窝下方垫自制软垫）、前屈 15° 牵引。选择常规肩关节镜后方、前上入路。

30° 关节镜由后方入路检查盂肱关节，探查发现关节内滑膜充血、增生（图 11-2-4）及游离体（图 11-2-5），游离体造成关节软骨损伤（图 11-2-6）。用直钳或髓核钳夹取游离体（图 11-2-7）。直径较小的游离体，可以粗套管冲洗自行流出（图 11-2-8）。

根据术前影像学显示的游离体位置，可打开肩袖间隙或切开肩胛下肌上方的盂肱上韧带，从而暴露并取出肩胛下肌（图 11-2-9）和喙突之间囊袋内的游离体（图 11-2-10）。术中注意保护腋神经、肩胛下神经及肌皮神经，尽量清除关节内的游离体（图 11-2-11）。

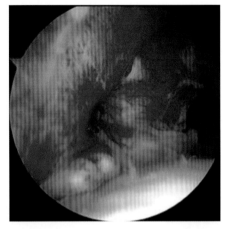

图 11-2-4　关节内滑膜充血、增生

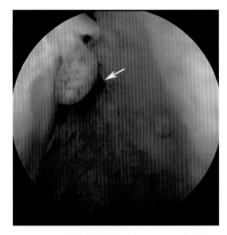

图 11-2-5　部分滑膜软骨瘤附着在滑膜上

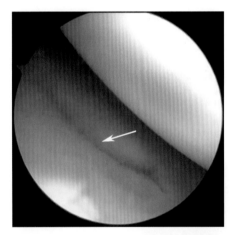

图 11-2-6　游离体导致关节盂软骨损伤

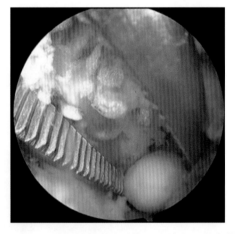

图 11-2-7　用直钳或髓核钳直接夹取游离体

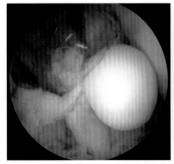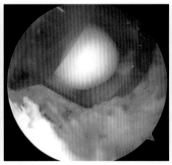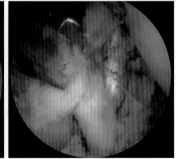

图 11-2-8　直径小的游离体在水压下顺粗套管流出

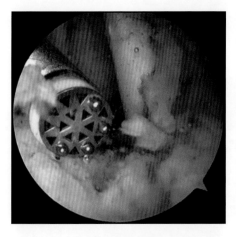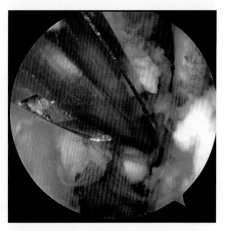

图 11-2-9 暴露肩胛下肌和喙突之间　　　图 11-2-10 取出囊腔内融合的游离体
囊袋内的游离体

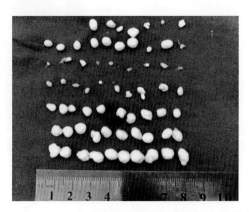

图 11-2-11 某患者取出的部分游离体（67 粒）

　　术前应向患者交代清楚：滑膜软骨瘤病复发率高，关节镜下不可能全部取出所有的游离体。由于位置过深、包裹在腋袋内且无落入关节内的滑膜软骨瘤，由于距离腋神经、肌皮神经及腋动脉较近，为避免不必要的损伤，没有必要冒险取出。

　　术后复查肩关节 X 线片或 CT，无特殊情况患肢可以不限制活动。

（薛　静　刘玉杰）

第三节　肩关节梅毒性关节炎

　　梅毒性关节炎分为先天性和获得性两类。先天性梅毒性关节炎发病以 6~10 岁为主，20 岁以后发病罕见。获得性梅毒性关节炎一般发病于 20~40 岁。有时潜伏期可达10 年以上才出现关节症状。外伤、分娩、感染等诱因也可引起梅毒性关节炎发病[1-4]。

　　1. 梅毒性关节痛　　梅毒性关节痛一般出现在梅毒二期，在皮疹出现之前或与皮疹同时出现。疼痛一般不剧烈，多为关节疲劳感、钝痛、运动后疼痛或夜间疼痛。疼痛数日或数周后自动消退，持续数月者少见。受累关节依次为肘、膝、肩大关节，但髋关节少见。

2. **关节肿胀** 梅毒性关节炎可有较明显的关节内渗出，但关节渗出液略呈混浊的浆液性或浆液纤维蛋白性，而不是脓性。

3. **发热** 急性与亚急性的肩关节梅毒性关节炎可出现持续发热或弛张型发热。

4. **功能障碍** 肩关节梅毒性关节炎与其他部位的梅毒性关节炎一样，可发生关节软骨破坏、骨赘生成、关节内浆液纤维蛋白性渗出以及关节周围软组织瘢痕化导致关节挛缩，肩关节活动度减少甚至关节僵硬。关节梅毒与关节结核相比，其关节功能障碍较轻，但随着病情进展，可出现关节活动受限。

一、实验室检查

关节液及滑膜组织可见大量淋巴细胞（图11-3-1）。最确切的诊断方法是从早期获得性或先天性梅毒损害中发现典型的螺旋体。一期梅毒、二期梅毒和先天性梅毒，暗视野检查常能取得阳性结果。荧光素标记抗体染色或银染如发现苍白密螺旋体，可诊断为梅毒性关节炎。二期梅毒淋巴穿刺有时亦为阳性。

先天性梅毒性关节炎为双侧对称性浆液性滑膜炎，关节周围肿胀，关节间隙增宽。由于主要是关节滑囊和滑膜受累，故X线早期无特殊表现。获得性梅毒性关节炎在二期梅毒早期可累及多数大关节，表现为关节肿胀、关节间隙增宽，同时伴有其他梅毒症状，如淋巴结肿大、皮肤斑疹等。三期梅毒性骨关节炎关节软

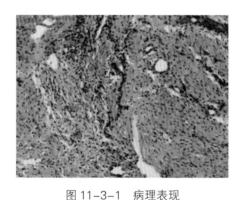

图 11-3-1 病理表现

慢性炎症表现，伴纤维素样退变、坏死及渗出，局部少量肉芽组织增生，脂肪组织小叶间吞噬细胞及炎症细胞浸润，以淋巴细胞为主，可见少量浆细胞

骨和骨端均可受侵犯，可见软骨下骨侵蚀，但病变往往限于一个关节面。临床分为急性和亚急性梅毒性关节炎，多发生于中年晚期梅毒患者，单关节或多关节同时发病。发病时可出现持续发热或呈弛张热型，关节表现为红、肿、痛，夜间加重。除关节症状外，多数患者无全身梅毒症状。发生多发性不规则骨质增生。有的可发生肩关节半脱位或神经性关节病。

慢性梅毒性关节炎可由急性或亚急性梅毒性关节炎迁延而来，分为梅毒性骨关节炎、白肿型关节梅毒和水肿型关节梅毒。

二、影像学诊断

肩关节梅毒性关节炎X线片显示肱骨头及肩盂骨质疏松，软骨下骨破坏，关节间隙变窄（图11-3-2）。

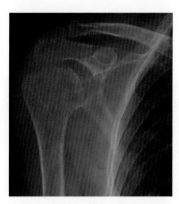

图 11-3-2　肩关节梅毒性关节炎 X 线图像

肩关节骨质疏松，关节盂及肱骨头软骨下骨破坏

CT 扫描显示肩盂和肱骨头骨质疏松、增生、硬化和不规则破坏，关节间隙消失，肱骨头的外形轮廓变形（图 11-3-3）。

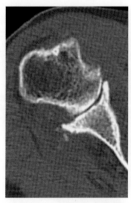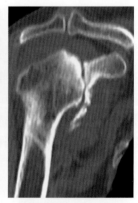

图 11-3-3　肩关节梅毒性关节炎 CT 图像

肩关节间隙变窄、骨质疏松、骨质破坏和增生

肩关节 MRI 显示软组织肿胀，关节内高信号，为滑膜增生和关节内积液，盂肱关节骨质破坏（图 11-3-4）。

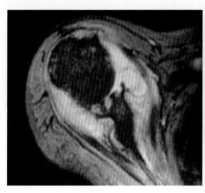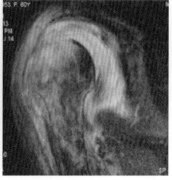

图 11-3-4　肩关节梅毒性关节炎 MRI 图像

可见关节内大量积液及滑膜增生，盂肱关节骨质破坏

三、保守治疗

梅毒的药物治疗目前仍首选青霉素 G，对神经梅毒和妊娠梅毒具有良好的治疗疗效。临床研究显示，苄星青霉素和普鲁卡因青霉素的抗梅毒效果均疗效显著。对青霉素过敏者，一般选用盐酸四环素、多西环素或红霉素作为替代治疗药物。研究显示，头孢曲松治疗早期梅毒有效，不过多数报道仍缺乏远期疗效观察，但不失为治疗梅毒的较理想替代药物。而近年国内用四环素族抗生素治疗梅毒的观察报道很少，难以进行评价。8 岁以下儿童不可以使用四环素治疗。苍白密螺旋体对青霉素高度敏感，青霉素 G < 0.01 mg 即有抑制作用。但因苍白密螺旋体分裂很慢，而青霉素只对分裂中的细胞有效，因此青霉素血清水平须维持多日。感染时间延长，治疗时间亦须相应增加。正确治疗母亲梅毒可防止新生儿的活动性先天性梅毒。

四、关节镜治疗

关节镜可直接观察肩关节内的病理改变，取滑膜组织送病理检查可以帮助明确诊断肩关节梅毒性关节炎。关节镜下还可清理滑膜增生、软骨及破坏的碎屑，解除纤维性粘连，改善患者临床症状。

手术采用全身麻醉，患者取侧卧位或沙滩椅位。麻醉之后、消毒之前行患肩手法松解，解除粘连。松解时，注意避免手法粗暴，防止肩关节骨折。关节镜检查可见大量滑膜组织增生（图 11-3-5），部分滑膜组织呈结节状改变。刨削、清理增生肥厚的滑膜和纤维束带（图 11-3-6），射频修整损伤的软骨边缘，使之成慢坡状（图 11-3-7），清除滑膜之后显示关节软骨剥脱，软骨下骨呈虫蚀样破坏（图 11-3-8）。组织送病理检查，用大量生理盐水冲洗关节腔，术后肩关节用肩带固定。

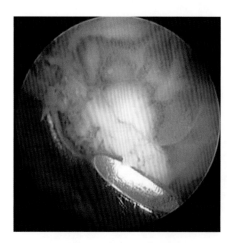

图 11-3-5　肩关节腔滑膜增生

呈结节状，有的为胶冻样改变

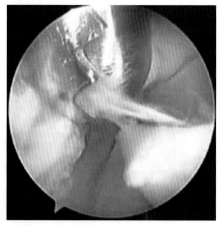

图 11-3-6　刨削、清理增生肥厚的滑膜

和纤维束带

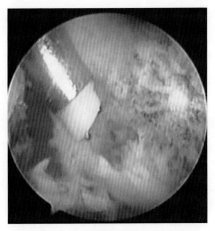 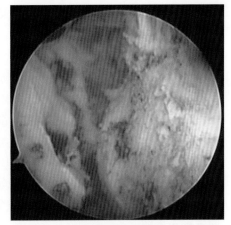

图 11-3-7　射频修整损伤缺损的　　　图 11-3-8　肱骨头和肩盂软骨破坏严重，
关节软骨区　　　　　　　　　　　　关节软骨呈虫蚀样破坏

五、鉴别诊断[5-7]

1. 关节结核　肩关节梅毒性关节炎应与关节结核相鉴别，尤其是水肿型关节梅毒需要与关节结核相鉴别。梅毒性关节炎多无严重脱钙现象，而关节结核普遍多骨质脱钙。梅毒性关节炎除树胶肿的腐蚀外，关节多无骨质的骨缺损，而关节结核有局限性骨质破坏、缺损。梅毒性关节炎为弥漫性不规则骨质硬化，关节结核为局限性骨质破坏区，晚期可有硬化环围绕。梅毒性关节炎一般可见广泛性骨膜增生，而关节结核一般骨膜和骨质无反应性增生。

2. 色素绒毛结节性滑膜炎　其滑膜增生可呈结节样改变，但通常不伴有软骨破坏。

3. 痛风性关节炎　血尿酸及 24 h 尿的尿酸增高，关节镜探查可见滑膜增生、软骨破坏和尿酸盐结晶沉积，为该病特征性表现。

4. 化脓性关节炎　关节腔大量积液、脓苔和纤维样坏死组织，早期一般没有骨关节软骨破坏。

5. 神经痛和癔症　梅毒性关节痛还需与神经痛和癔症鉴别。

（齐　玮）

第四节　肩关节神经性关节病

神经性关节病（neuroarthropathy）又称夏科氏关节病（Charcot arthropathy）或神经营养性关节病，是一种少见的、由神经系统病变导致的失神经支配的骨关节疾病[8、9]。其特点是关节破坏，活动无明显受限，无明显疼痛症状。本病常由于颈段脊髓空洞症所致[10]，MRI 检查（图 11-4-1）有助于诊断。

神经性关节病临床分为肥大型、萎缩型和混合型。肥大型 X 线片显示骨质硬化、骨膜反应、骨赘形成、骨质磨损、碎骨屑形成圆钝的游离体。萎缩型新骨形成少于骨吸收，表现为骨量减少，X线片显示骨吸收为主，骨端轻度硬化。混合型可同时有肥大型和萎缩型的表现。肩、踝和膝关节病变主要表现为萎缩型关节炎改变，在肘部则萎缩型和肥大型改变均能见到。

神经性关节病分为炎症期、发生期、骨融合期和骨重建期。

炎症期（0期）临床特点是关节红、肿、热及红斑，但无关节损害的表现。若关节稳定性下降，负重和炎症持续存在，则神经性关节病将从0期进展至I期。

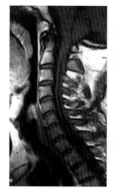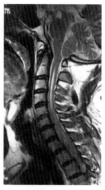

图 11-4-1　颈椎 MRI 图像

显示脊髓空洞症

发生期（I期）临床特点为骨吸收、骨折、骨碎片形成、软骨碎裂、关节脱位、关节肿胀、持续发热。X线检查提示关节边缘碎骨片及关节紊乱。

骨融合期（II期）临床特点包括骨破坏后出现骨硬化及骨融合，也可见小的碎骨片吸收、关节融合及骨硬化，软组织肿胀、骨痂形成。

骨重建期（III期）临床特点为关节僵硬或骨性强直、关节融合以及骨关节畸形。

一、临床表现

神经性关节病致肩关节腔积液可以表现为肩关节肿胀（图 11-4-2），肩关节腔穿刺有血性液体或淡黄色液体。关节疼痛症状不明显，肩关节主动与被动活动功能均无明显受限，痛、温度觉减退，运动功能正常，即感觉运动分离现象为本病特点。后期关节骨质破坏严重，可发生肩关节脱位或半脱位，可出现关节活动受限[11]（图 11-4-3）。

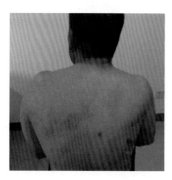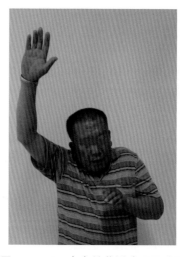

图 11-4-2　肩关节肿胀 　　　　图 11-4-3　左肩关节活动明显受限

左肩较右肩明显肿胀、畸形

二、影像学诊断

典型的肩关节神经性关节病 X 线表现为肩关节骨质破坏（图 11-4-4）、肩关节半脱位和异位成骨[12]（图 11-4-5）。

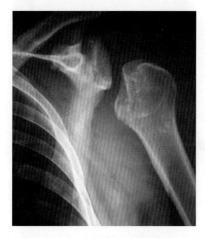 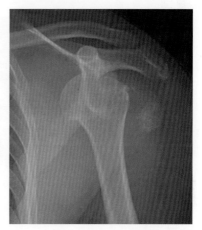

图 11-4-4　肩关节 X 线图像（一）　　图 11-4-5　肩关节 X 线图像（二）

肱骨头骨质破坏、肩关节脱位　　　　　肩关节破坏、脱位、异位成骨

肩关节 MRI 检查显示骨髓水肿、骨缺损和关节内大量关节积液（图 11-4-6）。由于长期半脱位，肩袖组织损伤（图 11-4-7）。

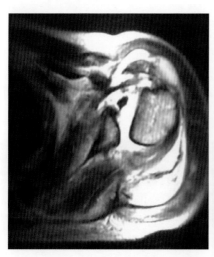 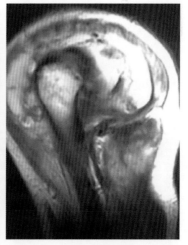

图 11-4-6　肩关节横轴位及矢状位 MRI 图像

骨髓水肿、骨缺损及大量关节积液

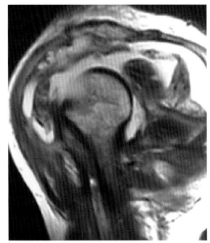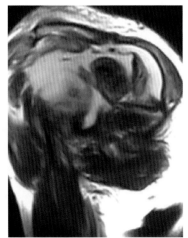

图 11-4-7　肩关节矢状位 MRI 图像

肩袖组织撕裂、回缩

三、保守治疗

神经性关节病早期对 0 期病变采取及时、合理的诊疗，可预防骨关节破坏。如果发展到晚期，将严重影响患者生活质量。早期诊断，进行病因治疗是关键，如对糖尿病、脊髓痨和脊髓空洞症进行治疗。保守治疗包括减少关节承重，早期利用支具保护关节防止畸形发生，使用药物等。有人认为双膦酸盐能延缓急性期神经性关节病发展，电磁刺激能减少关节畸形的发生[12]。

四、关节镜治疗

对长期诊断不明确、保守治疗无效的患者，可进行关节镜检查、清理，对明确诊断、了解损伤程度具有重要意义（图 11-4-8、图 11-4-9），但对改善症状和功能无明显效果。

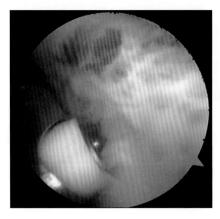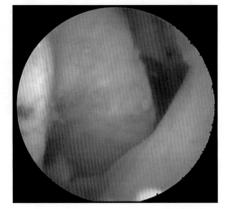

图 11-4-8　射频清理增生肥厚的　　　图 11-4-9　肱骨头沟槽状缺损

　　　　　　滑膜组织　　　　　　　肩关节长期发生咬合性脱位，肱骨头沟槽状缺损

Ⅱ期、Ⅲ期患者可考虑行关节融合术，但因感觉功能障碍，骨融合术成功率很低。一旦决定实施，最好行加压融合。传统认为，关节置换对神经性关节病患者是禁忌证。近年来，国内外对膝关节神经性关节病患者行关节置换的报道逐年增多，但关节置换并发症较多，需慎重实施。

（齐　玮）

第五节　肩关节结核

肩关节结核发病率低，是由结核分枝杆菌所引起的肩关节慢性疾病，分为滑膜结核、骨结核和全关节结核。肩关节结核如无合并症，全身结核中毒症状较轻，仅有肩部不适、乏力、活动受限。单纯骨结核早期疼痛多在肩关节前内侧或关节周围，以后渐渐固定在结节间沟、肱骨大结节及肱骨干骺端，需与肩袖损伤相鉴别。随着病变进展，关节外展、外旋受限，逐渐出现后伸及前屈障碍，穿衣、脱衣不便。随着病变进展，疼痛加重，三角肌的中央束萎缩，之后逐渐波及周围其他肌肉。晚期病变由关节蔓延至关节周围软组织[13-17]。

一、影像学诊断

X线表现：滑膜结核X线无典型征象，仅表现为弥散性骨质疏松及关节囊肿胀。中心型呈多囊性改变，并可有死骨形成。边缘型以溶骨性破坏及骨质缺损为主，病程较长时骨质破坏区的边缘可有轻度骨密度增高改变。由于关节内滑膜增生、大量积液，病变早期可见关节间隙增宽。随着病变进展，关节软骨破坏，关节间隙逐渐变窄，最后关节间隙消失，关节发生纤维性或骨性强直。肱骨头、肩胛盂、大结节等骨质破坏（图11-5-1）。甚至肱骨头向下脱位或半脱位。

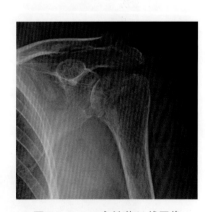

图 11-5-1　肩关节 X 线图像

肱骨头表面虫蚀样改变

肩关节 MRI 显示关节内滑膜增生及关节积液，关节周围广泛的炎症反应，骨质破坏、软组织肿胀（图 11-5-2~ 图 11-5-4）。

二、治疗

肩关节结核早期因全身及局部症状隐匿，X线检查无典型征象，因而早期诊断较困难。临床上常把单关节慢性疼痛、病程长、病变进展慢、X线显示单纯性骨破坏视为早期肩关节结核的一个特点，同时要结合既往有无肺结核病史、结核菌素试验、关节穿刺等进一步证实。对可疑者，可行 CT 或 MRI 检查，骨关节、滑膜及关节周围软

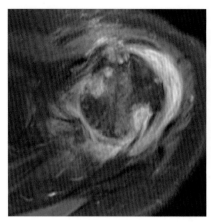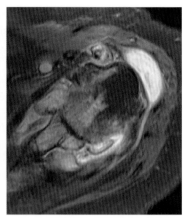

图 11-5-2　肩关节横轴位 MRI 图像

肱骨头骨质虫蚀状破坏、关节腔高信号

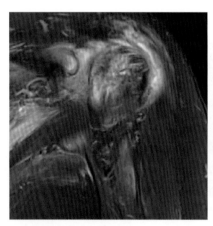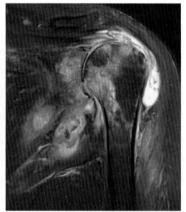

图 11-5-3　肩关节斜冠状位 MRI 图像

除了三角肌滑囊积液、肱骨头破坏、肩关节间隙明显变窄外，病变累及肩袖组织

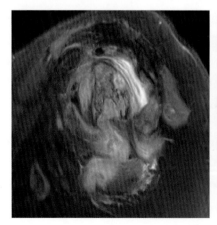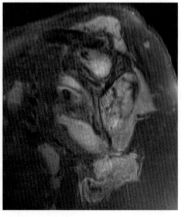

图 11-5-4　肩关节斜矢状位 MRI 图像

关节内滑膜增生及大量积液，病变累及肩袖组织

组织影像变化对早期诊断结核病变有帮助。

一旦确诊肩关节结核，规范性抗结核治疗仍为治疗首选。对于保守治疗无效的滑膜结核、骨结核和全关节结核，在抗结核药物的保护下手术清除病灶治疗。

肩关节结核手术通常采用关节镜下滑膜切除术、病灶清除或病灶清除关节融合术[18]。肱骨头切除术适用于晚期全关节结核肱骨头破坏严重、患者年龄较大并为非体力劳动者。

（齐 玮 刘玉杰）

参考文献

[1] Findlay J W, Riddell J R. Gummatous synovitis of many joints, closely simulating rheumatoid arthritis, in a congenitally syphilitic child. Glasgow Med J, 1906, 65(1): 13–18.

[2] Gamgee L. Syphilitic Arthritis. Hospital (Lond 1886), 1907, 43(1102): 57–59.

[3] Ely L W. Syphilitic Arthritis. Cal State J Med, 1917, 15(8): 288–290.

[4] Todd A H. Case of chronic arthritis of the knee in a syphilitic boy. Proc R Soc Med, 1921, 14(Surg Sect): 167–168.

[5] 刘修海. 梅毒性关节炎的 X 线诊断与鉴别诊断. 中国误诊学杂志，2001, 6: 945.

[6] Bardin T. Gonococcal arthritis. Best Pract Res Clin Rheumatol, 2003, 17(2): 201–208.

[7] 左镇华，唐康来，杨柳，等. 梅毒性关节炎误诊 1 例. 中国矫形外科杂志，2006, 7: 557–558.

[8] Kenan S, Lewis M M, Main W K, et al. Neuropathic arthropathy of the shoulder mimicking soft tissue sarcoma. Orthopedics, 1993, 16(10): 1133–1136.

[9] Shah M K, Hugghins S Y. Charcot's joint: an overlooked diagnosis. J La State Med Soc, 2002, 154(5): 246–250.

[10] Adiyeke L, Durakbasa M O, Duymus T M. Bilateral neuropathic osteoarthropathy of the shoulder due to syringomyelia. Clin Pract, 2017, 7(2): 952.

[11] 花克涵，卢帅，陈辰，等. 肩、肘夏科关节病的诊断与治疗. 骨科临床与研究杂志，2019, 4(3): 187–192.

[12] 尹宏军. 探究神经性关节病利用 X 线诊断的临床价值. 中国卫生标准管理，2015, 6(7): 19–20.

[13] 黄迅悟. 肩关节结核诊断进展与关节镜治疗指征. 中华肩肘外科电子杂志，2019, 7(4): 384.

[14] 高卫卫，张向荣，胡炜燚，等. 罕见肩关节结核 1 例. 国际骨科学杂志，2019, 40(1): 60–62.

[15] 陈新中，王忠，薛森林，等 . 骨与关节结核重复多次误诊的原因分析 . 临床误诊误治，2010, 23(5): 461–462+501.

[16] 良业，闻亚非，李伟 . 肩关节结核 2 例 . 中国误诊学杂志，2006, 1: 182–183.

[17] 王惠慧，张卫，丁晶，等 . 老年肩关节结核误诊为肩周炎 2 例分析 . 山东医药，2003, 15: 68.

[18] 孙继桐，黄迅悟，余方圆，等 . 33 例全关节结核的关节镜治疗经验总结 . 军事医学科学院院刊，2007, 4: 366–368.

第十二章 肩关节镜术后康复训练

肩关节镜术后康复训练可促进损伤组织的修复，在保护肩关节静力性稳定结构的同时，逐渐增加动力性稳定结构的作用，建立肩关节肌肉的协调性，恢复肩关节的功能。肩关节镜术后康复训练必须针对不同患者的具体情况制订个性化的康复方案，遵循循序渐进的原则。

第一节 制动康复训练阶段

肩关节镜术后 3 天内采用冰敷（图 12-1-1）有助于减轻渗血和疼痛。术后 1~4 周采用支具或悬吊带保护（图 12-1-2），主要是通过制动防止炎症反应发生，减轻术后疼痛，保护修复及重建的组织发生再损伤。

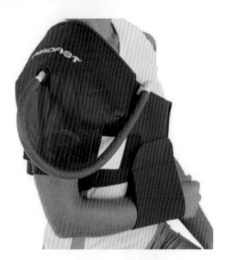

图 12-1-1 肩关节术后冰敷

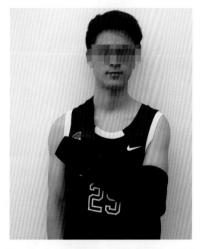

图 12-1-2 肩关节支具及悬吊带固定
将肘关节兜紧，避免肢体下垂对肩袖组织的牵拉

肩关节活动度训练要在无痛和无张力状态下进行钟摆活动（图 12-1-3）及被动关节活动度训练。在健侧肢体的保护下进行前屈、内收被动活动训练（图 12-1-4）；在治疗带的辅助下行肩关节内收、内旋被动活动训练（图 12-1-5）；在体操棒辅助下行前屈、外展、外旋被动活动训练（图 12-1-6）。早期主动进行肩关节周围肌力训练（图 12-1-7）和三角肌力的等长收缩训练（图 12-1-8），防止制动后的失用性肌肉萎缩。术后结合神经肌肉电刺激、磁疗等物理治疗（图 12-1-9），有助于功能恢复及镇痛。

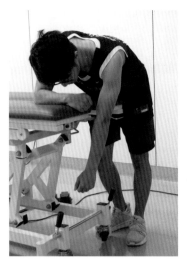

图 12-1-3　钟摆活动
在疼痛可耐受范围内进行

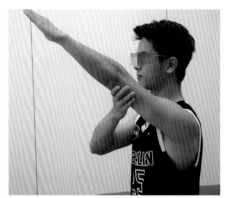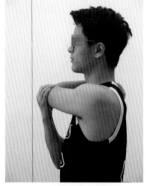

图 12-1-4　在健侧肢体辅助下行肩关节前屈、内收被动活动

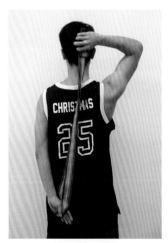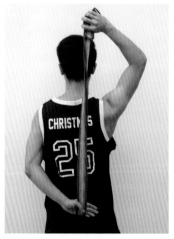

图 12-1-5　在治疗带辅助下行肩关节内收、内旋被动活动训练

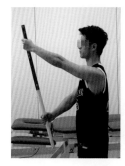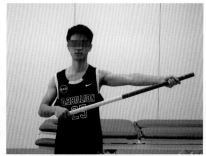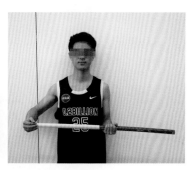

图 12-1-6　在体操棒辅助下行肩关节前屈、外展、外旋被动活动训练

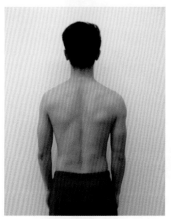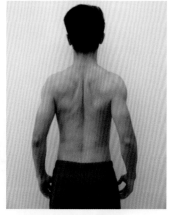

图 12-1-7　肩关节邻近肌肉的主动肌力训练

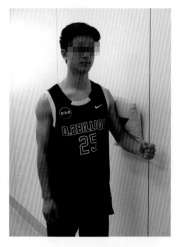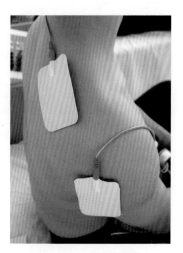

图 12-1-8　三角肌短力臂的　　图 12-1-9　物理治疗
等长收缩训练

第二节　主动功能康复训练阶段

一般术后4~6周可以去掉支具，进行肩关节主动活动度训练。此期的康复目标为改善血液循环，促进代谢，改善关节粘连，增强肩关节周围肌力。

在健侧肢体或体操棒辅助下进行无痛范围内的主动助力训练（图12-2-1）及主动活动训练（图12-2-2），在无痛范围内行爬肩梯训练（图12-2-3）。

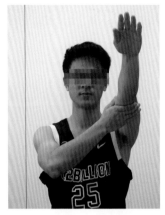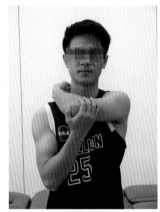

图 12-2-1　健侧手辅助进行肩关节主动助力活动训练

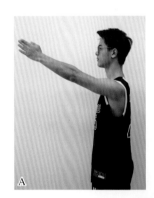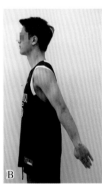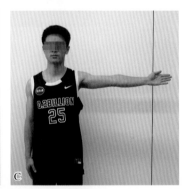

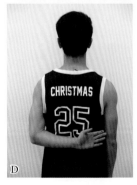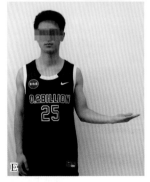

图 12-2-2　肩关节主动活动训练

A. 前屈；B. 后伸；C. 外展；D. 内旋；E. 外旋

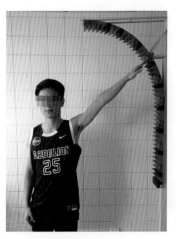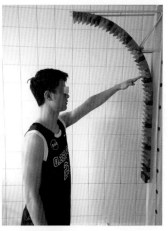

图 12-2-3　爬肩梯训练

　　肌力训练包括肩关节周围肌肉等长收缩练习（图 12-2-4），三角肌及肩袖肌群在肩胛骨平面内的训练（图 12-2-5），利用张力带等进行各个方向上的抗阻肌力训练（图 12-2-6），肩胛骨稳定性训练（图 12-2-7）。

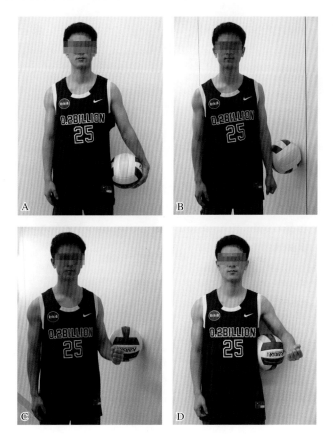

图 12-2-4　肩关节周围肌肉中立位等长肌力训练

A. 内收；B. 外展；C. 外旋；D. 内旋

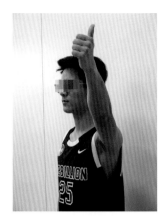

图 12-2-5　三角肌和肩袖肌群在肩胛骨平面内的训练

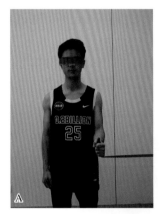
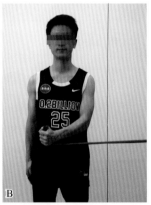
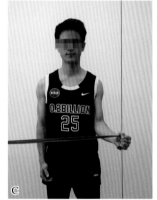

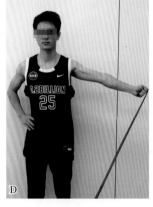
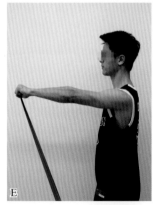

图 12-2-6　利用张力带行各个方向抗阻肌力训练

A、B. 内旋；C. 外旋；D. 外展；E. 前屈

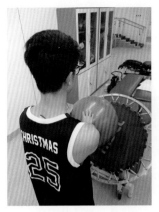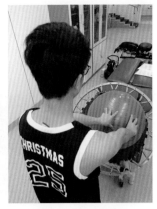

图 12-2-7　用健身球行闭链肩胛骨稳定性练习

第三节　功能恢复训练阶段

此期去除肩肘吊带固定，进行肩关节活动度训练，进一步恢复肩关节的活动度及肌力，恢复本体感觉，增加肩关节的灵活性，恢复肩关节的正常运动功能，逐步达到肩关节在各个方向上的最大活动范围。

使用体操棒、滑轮行肩关节活动度训练时，从中立位过渡到外展 90° 位（图 12-3-1、图 12-3-2），逐渐过渡到全范围活动。

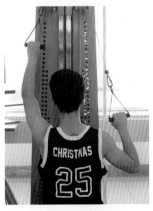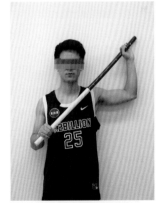

图 12-3-1　肩滑轮运动　　　　图 12-3-2　在体操棒辅助
下外展 90° 外旋运动

逐渐增加肩袖肌群力量练习（图 12-3-3、图 12-3-4）及肩胛骨周围肌群力量的练习（图 12-3-5~ 图 12-3-7）。

肩关节本体感受器位于肩关节囊、韧带、肌肉等部位。关节囊过度松弛可造成本体感觉下降。加强本体感觉训练有助于肩关节在运动过程中保持良好的协调性，增强神经肌肉控制能力（图 12-3-8）。

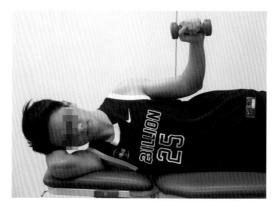

图 12-3-3　侧卧位外旋抗阻训练肩袖肌力练习

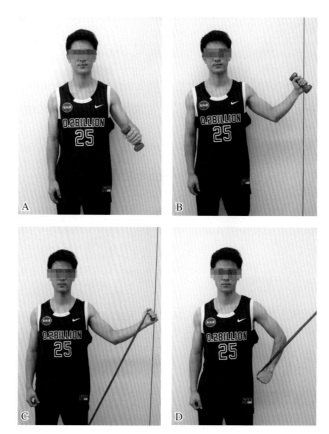

图 12-3-4　中立位抗阻肩袖肌力训练

A、D.内旋；B、C.外旋

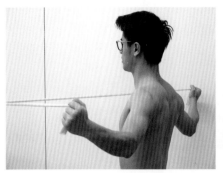
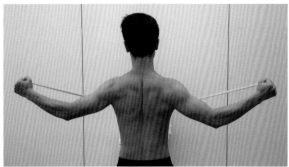

图 12-3-5　菱形肌抗阻训练

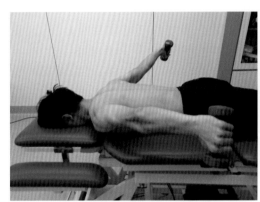
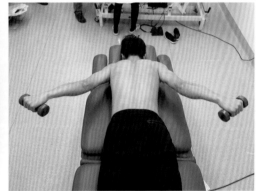

图 12-3-6　中、下斜方肌抗阻训练

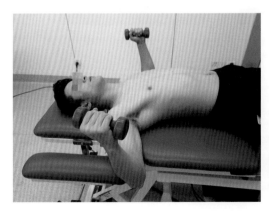
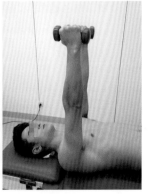

图 12-3-7　前锯肌抗阻训练

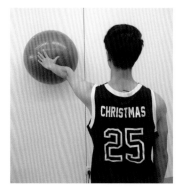
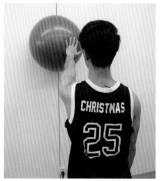

图 12-3-8　用健身球行肩关节本体感觉训练

第四节　肩关节周围肌肉抗阻训练

加强肩关节周围肌肉抗阻训练（图 12-4-1~ 图 12-4-3），逐步恢复肩关节正常肌力。进行双手过顶运动及肩胛骨稳定训练，逐步恢复肩关节正常运动功能（图 12-4-4、图 12-4-5）。

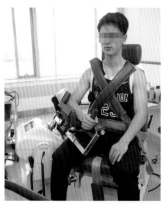
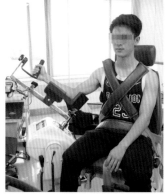

图 12-4-1　肩胛骨平面的等速肌力训练，行肩袖肌群肌力练习

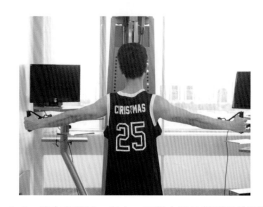

图 12-4-2　稳定肩胛骨，行中、下斜方肌及菱形肌抗阻肌力训练

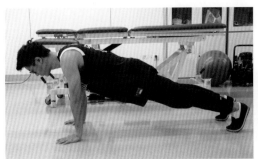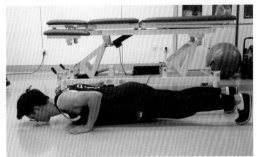

图 12-4-3　稳定肩胛骨，行前锯肌肌力训练

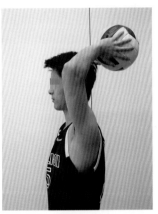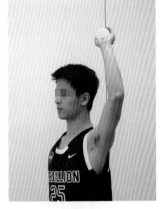

图 12-4-4　双手掷球过渡到单手掷球

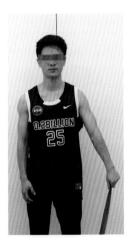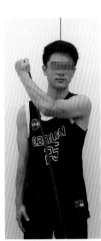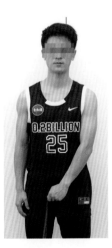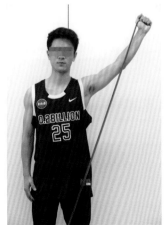

图 12-4-5　螺旋对角运动

第五节　肩关节镜术后康复训练方案

表 12-5-1　肩袖损伤术后康复训练

	制动	关节活动度	肌力及运动功能训练	需要注意的问题
第一阶段 （0~3 周）	肩关节轻度外展位悬吊带固定	肩关节被动活动度达到外旋45°，内旋45°，前屈120°	患侧禁止主动活动，可轻柔活动邻近关节；中立位亚极量三角肌等长收缩，防止肌肉萎缩	在训练时间之外保持肩关节悬吊带制动。活动范围及等长收缩练习以无痛为主
第二阶段 （3~7 周）	可解除悬吊带固定，巨大肩袖撕裂仍需悬吊带固定	在全活动范围内行肩关节被动外旋和前屈练习	避免主动外展上臂，可行肩袖周围肌肉及肩胛骨稳定肌的等长收缩训练，逐渐进行闭链收缩训练	避免主动进行肩关节最大范围的活动
第三阶段 （7~12 周）	除了巨大撕裂继续用悬吊带固定外，中、小撕裂可解除悬吊带固定	主动全范围活动	主动外展肌力训练，避免外展抗阻肌力训练。开始肩袖周围肌群及肩胛骨稳定肌群的抗阻肌力训练。闭链活动进展到开链活动	在不引起明显疼痛的情况下进行姿势训练和肌力耐力训练
第四阶段 （12~16 周）	去除外固定	各个方向活动度达正常范围	肩周肌肉抗阻力、技巧、姿势矫正和协调性训练	分段逐步增加运动强度和运动功能训练、器械辅助力量训练，中老年患者可以在生活中不断强化训练

表 12-5-2　肩峰减压术后康复训练

	制动	关节活动度	肌力及运动功能训练	需要注意的问题
第一阶段 （0~2 周）	外展前屈位支具固定	肩关节被动外旋活动60°，前屈120°	主要以肩关节被动活动、肩部肌肉等长收缩和邻近关节主动活动为主	在无痛状态下功能练习，避免外展及过顶运动
第二阶段 （2~4 周）	可去除悬吊带和支具	从被动活动逐渐过渡到主动活动	加强肩周肌群等长收缩，可以逐渐进行抗阻器械训练（即划桨、胸部推压、背阔肌牵拉）	避免外展肌力训练
第三阶段 （4~8 周）	可去除支具	增加肩关节主动活动	肩袖肌群及肩胛骨稳定肌群的力量训练。逐渐开始外展肌群肌力训练，逐步增加负荷	仍避免外展抗阻肌力训练
第四阶段 （8~12 周）	可去除支具	可达全范围被动活动	继续加强肩周肌肉抗阻力训练，恢复冈上肌力。恢复肩关节灵活性及日常活动能力	避免肩关节撞击动作和肩关节外展负重

表 12-5-3　肩关节前方不稳术后康复训练

	制动	关节活动度	肌力及运动功能训练	需要注意的问题
第一阶段（0~2 周）	外旋 10°、屈曲 0° 制动	仅进行肩关节被动活动及邻近关节的主动活动，被动前届可达 90°	早期开始邻近关节的主动活动。1 周后开始肩周肌肉的等长收缩训练	注意保护前关节囊，在肩胛骨平面内进行被动活动
第二阶段（2~4 周）	悬吊带或支具固定	肩关节主动助力活动，避免外旋、后伸	被动前届 90°，肩关节各个方向等长收缩练习	避免牵拉肩关节前方，外旋限制在 30° 以内
第三阶段（4~8 周）	去除支具	逐渐增加肩关节各个方向活动度，开始肩关节外旋活动训练	逐步进行肱二头肌、肱三角肌、肩袖肌群的主动抗阻肌力训练	加强肱二头肌训练，可以加强肩关节前方稳定性
第四阶段（8~12 周）	去除支具	继续各个方向活动度训练，逐渐加强外旋、后伸训练，肩关节各个方向活动逐渐达到正常范围	加强肩周肌群的抗阻训练，逐步恢复正常肌力。加强肩周肌肉的神经、肌肉控制能力及耐力训练。进行投掷运动训练及日常生活活动训练，加强肩关节的灵活性及协调性	加强动力性稳定结构训练，保护静力性稳定结构。注意肩关节肌肉耐力及训练量之间的关系，避免肩关节肌肉损伤

表 12-5-4　SLAP 损伤术后康复训练

	制动	关节活动度	肌力及运动功能训练	需要注意的问题
第一阶段（0~2 周）	支具固定于休息位	避免超过中立位的外旋、后伸、伸直肘关节，行邻近关节的主动屈伸活动	肩周、前臂肌群等长收缩，手部主动握力训练	避免上盂唇张力，控制疼痛
第二阶段（2~4 周）	继续支具保护	逐步增加被动活动范围，开始爬肩梯主动活动	三角肌、肩袖肌在肩胛骨平面内训练。进行肩周肌肉抗阻肌力训练和不同角度肩周肌肉等长训练	所有训练应避免疼痛加重，避免外旋动作
第三阶段（4~8 周）	去除支具	增加各个方向活动至最大活动范围，不做外旋运动	进行肱二头肌肌力训练，并逐渐开始抗阻训练。加强肩周各个方向及肩胛稳定肌抗阻肌力训练	应避免抗阻外旋动作
第四阶段（8~12 周）	去除支具	加强各个方向活动范围，逐渐至正常活动范围	加强肩周肌肉抗阻力、技巧和姿势矫正训练，逐步恢复正常肌力，肌力正常后可增加关节灵活性、协调性	12 周内避免肱二头肌牵拉练习

（王　宁）

第十三章　肩关节功能评分

一、UCLA 肩关节评分（表13-1）

表 13-1　UCLA 肩关节评分[1]

功能/治疗反应	评分
疼痛	
持续性疼痛并且难以忍受，经常服用强镇痛药物	1
持续性疼痛可以忍受，偶尔服用强镇痛药物	2
休息时不痛或轻微痛，轻微活动时出现疼痛，经常服用水杨酸制剂	4
仅在重体力劳动或激烈运动时出现疼痛，偶尔服用水杨酸制剂	6
偶尔出现疼痛并且很轻微	8
无疼痛	10
功能	
不能使用上肢	1
仅能轻微活动上肢	2
能做轻家务劳动或大部分日常活动	4
能做大部分家务劳动、购物、开车，能梳头、自己更衣（包括系胸罩）	6
仅轻微活动受限，能举肩工作	8
活动正常	10
向前屈曲活动	
150° 以上	5
120°~150°	4
90°~120°	3
45°~90°	2
30°~45°	1
小于 30°	0
向前屈曲力量（手测量）	
5 级（正常）	5
4 级（良）	4
3 级（可）	3
2 级（差）	2
1 级（肌肉收缩）	1
0 级（无肌肉收缩）	0

续表

功能 / 治疗反应	评分
患者满意度	
满意，较以前好转	5
不满意，比以前差	0
总分	

UCLA（University of California, Los Angeles）肩关节评分总分为 35 分。优：34~35 分；良：29~33 分；差：< 29 分

引自：Ellman H，Hanker G，Bayer M. Repair of the rotator cuff: End-result study of factors influencing reconstruction. Am J Bone Joint Surg, 1986, 68: 1136-1144.

二、Constant 和 Murley 肩关节评分（表 13-2）

表 13-2　Constant 和 Murley 肩关节评分[2]

项目	评分	项目	评分
疼痛（15 分）		手在头顶，肘向前	2
无	15	手在头顶，肘向外	2
轻	10	手和肘完全抬过头顶	2
中	5	总计：10 分	
重	0	**内旋**	
日常活动水平（20 分）		位置	
正常工作	4	手背触到大腿外侧	0
正常娱乐 / 运动	4	手背触到臀部	2
睡眠不受影响	2	手背触到骶髂关节	4
手的位置		手背触到腰（L_3）	6
可及腰	2	手背触到 T_{12} 棘突	8
可及剑突	4	手背触到肩胛间区	10
可及颈部	6	**外展**	
可及头部	8	0°~30°	0
可过顶	10	31°~60°	2
主动活动度（40 分）		61°~90°	4
前屈		91°~120°	6
0°~30°	0	121°~150°	8
31°~60°	2	151°~180°	10
61°~90°	4	**肌力（25 分）**	
91°~120°	6	0 级	0
121°~150°	8	I 级	5
151°~180°	10	II 级	10
外旋		III 级	15
位置		IV 级	20
手在头后，肘向前	2	V 级	25
手在头后，肘向外	2		
总分			

引自：Constant C R, Murley A H G. A clinical method of functional assessment of the shoulder. Clin Orthop, 1987, 214：160-164.

三、美国肩肘外科评分（表13-3）[3]

表 13-3　美国肩肘外科评分（American Shoulder and Elbow Surgeons Scale）[3]

项目	评分
疼痛（占总分的36%）	
无	5
轻度	4
一般活动后	3
中度	2
重度	1
完全残疾	0
稳定性（占总分的36%）	
正常	5
恐惧感	4
很少半脱位	3
复发性半脱位	2
复发性脱位	1
完全脱位状态	0
功能（占总分的28%）	
正常	4
轻度受限	3
行动不便	2
需他人帮助	1
丧失功能	0
总分	

引自：Richards R R, An K-N, Rigliani L U, et al. A standardized method for the assessment of shoulder function. Am J Bone Joint Surg, 1994, 3: 347-352.

改良版美国肩肘外科评分

项目	评分
疼痛（占总分的50%）	
以 VAS 疼痛评分评价	50- 得分 ×5
功能（占总分的50%）	
单手过顶位掷球	5
患肩侧睡眠	5

续表

项目	评分
独立穿衣	5
洗背	5
上厕所	5
独立洗头	5
举约 4.54 kg（10 磅）的重物过肩	5
高架取物	5
可完成一整天的例行工作	5
可完成平常的运动和爱好	5
总分	

四、Rowes 评分

Rowes 评分（表 13-4）主要用于评价肩关节 Bankart 损伤手术后疗效，分值权重侧重于肩关节的稳定性。优：90~100 分；良：75~89 分；可：51~74 分；差：50 分或以下。

表 13-4　Rowes 评分[4]

项目	评分
稳定性	
稳定，无复发脱位、半脱位、恐惧感	50
上肢置于某一位置时有恐惧感	30
半脱位（不需复位）	10
复发性脱位	0
活动度	
内、外旋及上肢抬高活动度 100%	20
内、外旋及上肢抬高活动度 75%	15
外旋活动度 50%，内旋及上肢抬高活动度 75%	5
内、外旋活动度 50%，上肢不能抬高	0
功能	
工作和运动不受限制或轻微受限，无不适	30
工作或运动轻度受限，感到轻微不适或没有不适	25
中度受限和不适	10
明显受限及疼痛	0
总分	100

引自：Rowe C R, Patel D, Southmayd W W. The Bankart procedure: A long term end-result study. Am J Bone Joint Sury, 1978, 60: 1-16.

五、HSS 肩关节评分

HSS（hospital for special surgery shoulder-rating score sheet）[5]用于肩峰撞击综合征、肩峰成形术的疗效评价（表 13-5）。比较注重对疼痛的评定。优：90~100 分；良：70~89 分；可：50~69 分；差：50 分以下。

表 13-5 HSS 肩关节评分

项目	评分
疼痛（30 分）	
无 =6 分，轻 =3 分，中 =2 分，重 =0 分。在以下活动中	
1. 运动	
2. 非过顶运动	
3. 日常活动	
4. 坐着休息	
5. 睡眠	
总计	
功能受限（28 分）	
无 =7 分，轻 =4 分，中 =2 分，重 =0 分。在以下活动中	
1. 做手过顶运动	
2. 不适用肩关节的运动	
3. 手能摸到头顶	
4. 日常生活中一般性活动	
总计	
压痛（5 分）	
无压痛 =5 分，在 1~2 个部位压痛 =3 分，2 个以上部位压痛 =0 分	
总计	
撞击征（32 分）	
以下每个体征对应一个分数，如果出现该体征则为 0 分，否则为满分	
1. 撞击征（15 分）	
2. 外展征（12 分）	
3. 内收征（5 分）	
总计	
活动度（5 分）	
在任一平面每丢失 20° 减 1 分，最多减 5 分	
总分	

引自：Altcheck D W, Warren R F, Wickiewiez T L, et al. Arthroscopic acromioplasty. Technique and result. Am J Bone Joint Sury, 1990, 72: 1198-1207.

参考文献

[1] Ellman H, Hanker G, Bayer M. Repair of the rotator cuff. End–result study of factors influencing reconstruction. Am J Bone Joint Surg, 1986, 68(8): 1136–1144.

[2] Constant C R, Murley A H. A clinical method of functional assessment of the shoulder. Clin Orthop Relat Res, 1987, 214: 160–164.

[3] Richards R R, An K N, Bigliani L U, et al. A standardized method for the assessment of shoulder function. J Shoulder Elbow Surg, 1994, 3(6): 347–352.

[4] Rowe C R, Patel D, Southmayd W W. The Bankart procedure: a long–term end–result study. Am J Bone Joint Surg, 1978, 60(1): 1–16.

[5] Altchek D W, Warren R F, Wickiewicz T L, et al. Arthroscopic acromioplasty. Technique and results. Am J Bone Joint Surg, 1990, 72(8): 1198–1207.